JN330612

少子超高齢社会の「幸福」と「正義」
倫理的に考える「医療の論点」

浅井篤・大北全俊　編

デザイン　**岩瀬　聡**

目次　　　幸福と正義を論じる24のテーマ

1　看護師にとって、
　　倫理を考え教育するとはどういうことか？ ———— 011

2　ナラティブ・ベイスド・ナーシングの
　　倫理的価値を考えてみよう。 ———— 020

3　医療は人間の幸福に
　　どれくらい寄与できるのだろうか？ ———— 028

4　医療専門職のプロであるとは、
　　どういうことか？ ———— 035

5　救急車の有料化案に至った患者の
　　倫理観の変遷について考えてみよう。 ———— 043

6　女優アンジェリーナ・ジョリーの
　　予防的乳腺切除についてどう考えるか？ ———— 052

7　スマホのLINEアプリ(以下、LINE)を使って
　　多職種間で業務上の申し送りややり取りを
　　することは、倫理的に問題はないのか？ ———— 059

8　ツイッターで看護学生が解剖画像をアップし、
　　退学となった事例を元に、
　　医療者の倫理教育を考えてみよう。 ———— 066

9　看護・介護の重労働業務を、ロボットで
　　置換することに問題はないのか？ ──── 073

10　高齢出産希望者に対して出生前診断を
　　行うことはよいことか？
　　染色体異常があった時の選択的中絶と、
　　一般的な人工妊娠中絶に違いはあるのか？ ──── 082

11　海外で移植を受けなければ我が子は助からないが、
　　我が子を救うことは外国の子の生命を
　　奪うことにつながりうる、という親の気持ちや
　　葛藤を倫理面から考察してみよう。 ──── 089

12　認知症高齢者が事故を起こした場合、
　　誰が賠償責任を負うのか？ ──── 096

13　地震などの災害時に、
　　日常の倫理観は通用するのか？ ──── 106

14　社会保障費増大で国民の負担増が
　　避けられなくなる日本において、尊厳死、安楽死の
　　議論をすることは倫理的に許されるか？ ──── 115

15　貧富の格差が進む日本で、医療および
　　医療制度のあり方はどう変わるのだろうか？ ──── 124

16　自宅で孤独死すること。施設で家族に
　　看取られず死を迎えること。どちらが幸福なのか？ ──── 136

17	100歳の患者に大きな侵襲的手術をするのは、無駄な医療といえるのだろうか？	145
18	今の病院組織の中で、事前指示書をどう扱ったらいいのか？	152
19	精神科患者への強制的な治療における倫理的問題	161
20	HIV/AIDSの患者にどう接すればよいのか？	170
21	病院におけるルーチン化したお見送りは、倫理的に問題はないのか？	179
22	慢性疾患を抱える患者と家族が自分らしく生きていけるには、どんな医療が必要か？	186
23	さまざまな局面で患者本人の意思と違う家族の意向をどう扱ったらよいのか？	194
24	医療現場でのプラセボ使用で患者を欺くことは、場合によっては許されるのか？	203

注）1～24の各項の最終頁の「論点」は、すべて、本書編者・浅井篤の執筆である。

まえがき
医療・看護・医学・看護研究において倫理学を学ぶ意義とは？

　少子超高齢社会の到来、臨床応用可能な再生・遺伝医学の実用化、コミュニケーション手法の劇的変化、そして医療のグローバリゼーションとコマーシャル化が、今まさに我々の周りで一気に起きており、その激変を受けて人々の生老病死や世界観、家族に関する意識も急速に変容している。

　本書には、想定外の今の社会で起きている、誰もが簡単には答えることができない医療・看護にかかわる課題が数多くあげられている。一見自明であるが、あらためて考えると疑問が湧いてくる基本的問題もあれば、日々医療に従事する者を悩ませ疲弊させ続けている現実的問題もある。社会の変化や医療技術の進歩の結果、新たに生じてしまった時事的な問題も加わっている。

　本書で取りあげられている問いは、どれ1つをとってみても医療・看護の知識や技術、習慣だけで十分な対応はできない。また医学的・看護学的な専門性だけでは望ましい方針を見いだせない問題群である。
　つまり、科学と技術では解決できない。なぜなら、善には原子番号はついておらず、正義には質量も速度もないからである。価値に深くかかわる倫理やモラルの問題を科学的アプローチだけによって解決しようとするのは適切ではない。[*1] 同時に、幸福は多様な側面を持ち、単に個人の生物学的機能の高さや生存期間の長さだけでは、規程もされないし生み出されることもない。幸福は、高揚感であることもあれば心の平和であることもある。他者との関係̶友情、愛、他者の幸せ、他者に役立つことなどから生まれる幸福もある。[*2]

専門職は、①高度な専門的知識を必要とする、②自律性を持つ、③特権・権威を持つ、④社会的に重要な仕事をする、⑤倫理綱領を持つ、⑥独自の価値観を持つ、という6つの特徴を持っており、ある種の価値観に支えられた集団である。医師であれば「健康」、法律家であれば「正義」などが価値観の具体例としてあげられる。*3

　看護専門職であれば、「ケア」になるのだろう。もちろん医療専門職は「健康」や「ケア」のほかにも、さまざまな価値観を持っているだろう。しかし倫理的・社会的・心理的に困難な問題にぶつかった際、専門職独自の価値観だけが前面に押し出された場合、または価値観に多様性や柔軟性を欠いた場合には、極めて偏った判断に陥ってしまうかもしれない。

　現場の多忙さに押し流され、命令への服従、上司の模倣、感情や願望、直観だけからの即断、習慣的行動をとるなどの事態に陥るかもしれない。*4 どれだけ特定の価値が大切であっても、健康至上主義やケア原理主義ではいけない。専門バカになってはいけない。

　大切になってくるのが、広い視野を持ってじっくりと物事を考えるという姿勢であり、その涵養には医療・看護にかかわる倫理学が欠かせない。医療倫理、看護倫理、生命倫理、臨床倫理など、守備範囲や力点、主たる対象は異なるが、医療現場の倫理的問題を取り扱う学問が必要とされる。加えて、抽象概念や議論だけに終始する倫理に留まらず、医療・介護の場面で出会う人々をより深く理解し、他者の悩みやジレンマを実感を持って想像できるようになるには、もっと豊かで深い学びが必要となってくる。そこでリベラルアーツの出番である。

　リベラルアーツは、歴史的にはヨーロッパの大学で学問の基礎だと見なされた諸科目を指し、芸術、自然科学、社会科学、人文科学などが含まれる。その目的は、人間にとって普遍的に大切な一般的な教養を習熟

することであり、職業的・専門的知識・技術とは対置される。池上によれば、リベラルは自由、アーツは技術、学問、芸術を意味する。[*5]

したがってリベラルアーツは「人を自由にする学問」であり、こうした教養を身につけていれば、人間はさまざまな偏見、あるいは束縛から逃れ、自由な発想や思考を展開していくことができる。また、本当の教養とは、すぐには役に立たないかもしれないけれど、長い人生を生きていく上で、自分を支える基礎になるものであり、世の中の動きが早くてもブレることなく、自分の頭で物事を深く考えることができるようになる。[*5]

科学技術の進歩は諸刃の剣であり、人々の大きな恩恵になると同時に、数多くの副作用と倫理的課題を生み出す。したがってさまざまな現場でそれぞれの形で医療・看護に携わる専門職は身の回りに起きる問題や社会的課題について、己の偏見と凝り固まった信念から離れると同時に、自分の頭で考えることが大切になる。「下手の考え休むに似たり」に陥らないようにいろいろな考え方を学び、取捨選択し、最も適切な見解に到達しなければならない。

本書がめざすことは、医療専門職がリベラルアーツの豊かさを兼ね備えた倫理的思考能力を身につける材料として、さまざまな考え方を提供することである。ある人の考えは、他の人にとって、時には知らない世界となる。新しく学ばれた考え方はその人の考え方の幅を広げ視野を広げ、それまで見えなかった問題が、課題として見えるようになる。そして解決を待っている問題の存在に気がついた人々は自らの頭で考え始めるだろう。読者が本書の著者らの議論と見解に触れて、幸福と正義がさまざまに解釈される世界の中、相矛盾する思想に囲まれつつ、問題に対処するヒントを得ていただきたい。

最近は倫理マニュアルやチェックリスト、アルゴリズムやフローチャートなどがたくさん出回っている。忙しい臨床現場で活用できる便利な倫理問題解決キットである。国や学会のお墨付きがついた倫理ガイドラインもある。多くの大学病院が診療倫理ガイドラインを持っている昨今、これらは医療専門職に適切な方針を提示する重要文書である。私自身もいくつかつくったり作成協力してきた。しかし、医療に携わる専門職には、これらを鵜呑みにして、盲目的に受け入れてほしくない。楽ではないけれど自分で考えることがいちばん大切なのである。現実のさまざまな制約の中で、いかに最善をめざすのかを模索し続ける必要がある。

　私はいつも新しい倫理原則を発見し、より善い思考ができればと思って生きている。本書が読者に、新しい考え方と出会う機会となり、思考能力の限界を押し広げるきっかけとなることを願っている。

（浅井篤）

【文献】
* ＊1　Julian Baggini：Without God, is everything permitted? The 20 Big Questions in Ethics. Quercus. 2014.
* ＊2　Francois Lelord：Hector and the search for happiness. Penguin Books. 2010.
* ＊3　伊勢田哲治：「プロフェッショナル」としての技術者．直江清隆・盛永審一郎編．理系のための科学技術者倫理．丸善出版．p.36-37．2015.
* ＊4　世界医師会：WMA 医の倫理マニュアル．樋口範雄監訳．日本医師会．p.27．2007.
* ＊5　池上彰：おとなの教養　私たちはどこから来て、どこへ行くのか．NHK出版．2014.

1

看護師にとって、倫理を考え教育するとはどういうことか？

看護師と倫理教育

福山美季
熊本大学大学院生命科学研究部　助教

「現場のナースって、研修でもよく倫理を勉強しているよね。僕の印象では、臨床のナースは十分に優しいのにどうして（倫理研修が）必要なの？」　筆者はある時、医師から上記の質問を受けた。そこで、本テーマでは、この医師の質問も念頭に置きつつ、看護師免許を持ち、倫理を教育や実習の場で試行錯誤しながら教えている筆者自身の経験も踏まえて、現時点での、本テーマに関する筆者なりの見解を示したい。

「ナースが倫理を考える」とはどういうことか？

　まず、「ナースが倫理を考える」とはどういうことかについて考えていく。この「ナースが倫理を考える」について、筆者は、以下の3つのレベルがあると考える。

①ベッドサイドにおける患者とナースとのかかわりにおける「倫理」

　ナースは、援助のあらゆる場面で、患者や利用者にとって「何が最も必要な（適切な）援助か」を考えており、あえて、倫理と強調しなくても、看護実践そのものが倫理的な行いであるという主張がある[*1]。筆者は、この主張はある意味正しいと考えると同時に、若干の違和感を抱く。というのも、筆者は「『倫理』『倫理的概念』について知らなければ『倫理』を看護に活かすことはできない」、つまり、ナースが、患者にとってよりよいケアを提供するにあたって、経験知だけではなく、倫理とは何かを理解し、倫理的な概念を用いて自らの態度・行動を実行・説明・振り返ることができることが倫理的な行いであると考えるからだ。

　例えば看護師の倫理綱領には、専門職として行動・態度の基準が明文化されている。筆者は、ナースが、条文の内容と意味を理解し、ナース自身の看護実践においてどのように体現できているのかを自覚でき、説明できるということが、ナースがベッドサイドにおいて倫理を考えるということになるのではないかと考える。

②臨床場面における患者と倫理的ジレンマ解決にかかわる「倫理」

現在、倫理の研修においては、医療倫理の4原則等を用いた倫理ジレンマの事例検討が行われることが多い。一方で、看護の分野では、事例検討で4分割表等の枠組みを用いることを懸念する意見も存在する[*2]。筆者は、看護師が医療倫理の4原則やジャンセンの4分割表といったツールを用いて事例検討を行うことには、以下の2つの理由から意義があると考えている。

・検討を行う際、4原則といった倫理的な観点を持つことは、ナースが、やみくもに考えたり、自身の価値観に偏った事例検討に陥ることを防ぐことにつながる。また、自分がどのような根拠を基に考えているのかということが明確になる。

・医療倫理の4原則は、現時点で、医療内で起きる倫理的問題について議論する際の公用語であり[*3]、4原則を用いることで、ナースの倫理的判断が、同僚だけでなく、他職種との相互理解につながる。

倫理的ジレンマは、患者や家族を中心として他職種との話し合いによって解決策を考えていくことがほとんどである。その際、ナースが、患者に最も近い医療専門職として、どのような倫理的視点から、患者の倫理的ジレンマを分析しているのか示すことができれば、よりよい倫理的判断に寄与できると考える。

③学際的な議論と「倫理」

ナースを対象とした倫理に関する本の中で、臓器移植や生命維持装置の取り外しなどの倫理的議論が頻繁に取りあげられていることに対し、現場で日々のケアに携わっているナースにとってはあまり関係のない縁遠い議論であるという批判がある[*4]。このような学際的な倫理的議論は、確かに看護師のケアに還元されることは少ない。しかし、患者をめぐる社会で、生死にかかわる倫理的議論がどのように行われているのかについてナースも関心を示すことは重要なことではないだろうか。筆者は、

臨床のナースの研修においても、ベッドサイドでのケアに関する倫理はもちろん重要であるが、例えば、インフォームドコンセントに関して、日本における現状や倫理的議論の内容について取りあげる必要があるのではないかと考える。倫理は、患者の主体化や医療の高度化といった背景[*5]を受けて、医療の分野に応用されてきたものである。したがって、ナースは、研修を通して、ベッドサイドだけではなく、より広い視点で患者について倫理的に考えられる機会を持つことが重要であると筆者は考える。

「看護師が倫理を考え教育する」とはどういうことか？

　さて、ここまで「ナースが倫理を考える」ことについて考察を進めてきた。これらの考察を踏まえて、看護師が倫理を考え教育するとはどういうことかについて2つの視点から考えていく。

①ナースが倫理を教育するとはどういうことか？

　現在、ナースや看護学生の倫理教育では、生命倫理学者や哲学者らもその一端を担っている。前述したように、ナースも学際的な視点も得た上で、倫理を看護実践に活用していく必要性を考慮すれば、ナース以外の専門家による教育も必要不可欠なことであると考える。その中で、ナースが主体となって倫理を教育することについて、筆者は、看護の専門家として、倫理をどのように看護実践に活かしていくことができるかという視点を持って教授できる立場にある、つまり、「倫理」と「看護実践」の橋渡しができる立場にあるからこそ、ナースが倫理を教育する意義があるという見解を持っている。ここで、1つの事例として、臨床実習における筆者と学生の対話を紹介する。

　学生が担当した患者は高齢の女性で診断目的での入院であった。個室に1人で入院し、午後からの検査のため、昼食は欠食であった。

(学生)「患者さんは、午後から検査です。検査の見学をするために、早めにお昼の休憩に入ります」
(筆者)「食事もなく、1人で待つ患者さんは、どんな気持ちでいると思う？」
(学生)「……」
(筆者)「表情も硬かったし、とても緊張しているんじゃないかな。そばにいて、少しでも気がまぎれるようにかかわることも大事な看護じゃないかな？」

　学生は、筆者の助言を受け、休憩時間をずらし患者のところへ向かった。その後、学生から以下の報告があった。
(学生)「実は、患者さんと雑談していたら、患者さんのほうから、今日の検査心配だな、とか今の気持ちとかいろいろと話をされて。患者さんの表情は少し和らいでいた感じでした」

　小西は、ナースにとって重要な倫理的概念に「思いやり」をあげている[*6]。おそらく、この場面は、検査を控え不安を抱える患者に対する看護学生の「思いやり」が体現された一場面である。教育を担当するナースが、単に倫理的概念を教授する、あるいは、事例分析にあたって、自身の見解を示さないのであれば、看護師が倫理を教育する意義は損なわれてしまうと考える。さらに、教育する立場にあるナースは、「倫理」に関する知識を深めるとともに、臨床や実習を通して常に倫理的な感受性を研ぎ澄ませる必要があると考える。

②ナースが倫理を教育する際のねらいとは何か？

　筆者が、ナースに向けて倫理を教育する際には、3つのねらいを持っている。

1) ナースおよび看護学生が「倫理」が看護実践において不可欠な分野という認識を持ち、倫理的な概念・思考を身につけることができる。

　前述したように、筆者は、「『倫理』『倫理的概念』」について知らなけ

れば『倫理』を看護に活かすことはできない」と考えている。しかし、「倫理」に対して、ナースの中には、難しいという印象を持っている者もいる。そこで、筆者は、学ぶ側すべてが倫理を学ぶことに対して意欲的であるとは限らないという心構えを持って教育に臨んでいる。また、教育を行う際に、次の2点に留意している。

・倫理的概念を説明した後、その概念がどのように看護・医療実践との関係があるかを身近な事例・事件を通して説明する。
・事例検討では、受講者に、事例の患者が自分だったら、家族だったらという立場交換を行って話し合いを行ってもらう。その話し合いを基に、ナースが倫理的な思考を身につけ、態度・行動に活用していく必要性を理解できるように促す。

　これらの留意点を意識しながら教育を行うことで、ナースや看護学生に、倫理が看護実践に不可欠な分野であるという認識を持てるよう促すとともに、倫理的概念や倫理的思考を身につけようという動機づけにつなげたいと考えている。

2）ナース・看護学生の倫理的感受性を引き出す・高める

　看護実践＝倫理であるという主張がある一方で、日々、看護を行ってさえいれば、それだけで倫理的なのかというとそう単純ではないという考えがある。ナースがよかれと思ってしたことがかえって患者にとって、害悪になることもあるため、ナースは、自分が行った看護が、その患者にとって本当に「よいこと」であったかどうかを、常に振り返らなければならない[*7]。例えば、冒頭の医師は、ナースの優しさに言及しているが、ナースの優しさが患者の自立を妨げることもある。

　振り返るためには、1）で示したように、倫理的な概念・思考をナースが身につけることが前提となる。と同時に臨床の場で、「あれ、おかしい」や「ちょっと待って」というような気づく力、つまり倫理的感受性も同時に高める必要がある。この倫理的感受性を高めるには事例検討

が有効であると考える。筆者は、事例検討では、前述したように、患者や家族への立場交換と同時に、講義で行った倫理的概念を基に、考えるように受講者に対して説明を行う。倫理的感受性を高めるためには、単に、事例を提示して自由に考えさせるのではなく、受講者がどのような倫理的視点でその問題を問題として認識したのかということを明確にすることが重要であると考えるからだ。この倫理的視点を基に自らの行動や態度について振り返るという思考過程は、ケアの根拠を考えながらケアを展開するといった、ナースの思考に受け入れられやすい思考過程であると考える。

3) ナース同士が互いに倫理的思考を高め、よりよい患者ケアにつなげることができる

筆者が考えるナースが倫理を教育する最終目標は、臨床場面において、ナース同士が互いに倫理的思考を高め、よりよいケアにつなげることができることである。例えば、筆者と学生の対話のようなものが臨床のナース同士で自然な形で活発に行われるようになるということだ。もし、すでにそのような対話がナース同士で行われているのであれば、それこそが、倫理的思考であるということにナースが気づくということである。

看護師にとって、倫理を考え教育するとはどういうことか？ というテーマの下、ナースが倫理を考えるとはどういうことか？ から考察を進め、ナースが主体となって倫理を教えることの意義や教育を行う上でのねらいについて筆者の見解を述べてきた。

結論として、看護師にとって、倫理を考え教育するとはどういうことか？ とは、教育する立場にあるナースが、ナースや看護学生が、看護実践において「倫理」を活用する重要性を認識し、倫理的な概念・思考を身につけ、さらに、倫理的感受性を高め、看護実践をよりよいものにできるように、教育上の工夫を行うことである。そのために、教育する

立場にあるナース自身が、学際的な範囲も含めた倫理に関する理解を深めるとともに、臨床や実習を通して自らの倫理的感受性や思考を常に高めていく努力をすることであると考える。

【文献】
*1 茂野香他：系統看護学講座 専門分野Ⅰ 基礎看護学［1］看護学概論．医学書院．p188．2014．
*2 小西恵美子：倫理は形ではない 枠組みに囚われない倫理的思考のすすめ．看護展望．38(6)．p4-13．2013．
*3 和泉成子：看護における倫理―看護倫理の意義と教育のあり方―．看護展望．30(8)．p25-31．2005．
*4 前掲書3)
*5 會澤久仁子ら：倫理とは何か 事例で考えるナースのための臨床倫理①．EBナーシング．8(4)．p72-80．2008．
*6 小西恵美子編集：看護倫理 よい看護・よい看護師への道しるべ．南江堂．p57-61．2013．
*7 前掲書1)

1の論点

1 「優しい」だけでは倫理じゃない
2 「やみくもに考える」だけでは不十分
3 「倫理」と「看護実践」の橋渡しが重要

　医療専門職に対する倫理教育の目的には、倫理的知識習得、感受性涵養、問題検討能力向上、よりよい医療実践が含まれるので、福山氏の見解は、看護職のみならず全医療専門職・関連職の倫理教育に当てはめることができます。よい実践には、よい態度で患者さんに接することも含まれるでしょう。氏は専門職の優しさに触れて、それだけでは不十分で、時には患者さんによくないかもしれないと述べています。まったくそのとおりではないでしょうか。
　もちろん優しさや思いやりは医療専門職に求められる重要な性質ですが、その基礎には人間心理に対する洞察が求められます。倫理教育が専門職に倫理的問題解決能力を持たせるためのものなのか、それとも彼らの内面を倫理的にするためのものなのかについて議論がありますが、可能なら両方を兼ねそなえた人が増えたほうがいいですね。もっとも、倫理教育が人間の内面にどのくらい影響力を持つかはあまりわかってはいませんが。
　上手に考えるためには倫理的概念や枠組みを知っておくことが欠かせないという見解はとても重要です。やみくもに個人的または専門職の価値観で考えていてもらちがあきません。氏が活用している異なる複数の立場から問題を考える手法は、普遍的価値や歴史的に重要視されている倫理原則を得心するよい機会になりますし、担当患者さんのケアに前のめりになり過ぎないようにする手段にもなるでしょう。最後に、看護職によるナースに対する倫理教育は倫理と看護実践の橋渡しを可能にするという見解は強力ですし、本稿の問いに的確に答えています。他医療専門職にも同様のことがいえるのではないでしょうか。だからこそ当該教育に携わる医療専門職の倫理的質が問われます。

　　　　　　　　　　　　　　　　　　　　　　　（浅井篤　以下同）

2

ナラティブ・ベイスド・ナーシングの倫理的価値を考えてみよう。

ナラティブと倫理

金城隆展
琉球大学医学部附属病院地域医療部　倫理コンサルタント

ナラティブ・ベイスド・ナーシングとは何か？

近年、ナラティブという言葉をあちらこちらで耳にすることが多くなっている。ナラティブとは「物語と語り」という意味だが、物語が語り手と聞き手の間を循環しながら展開していく様、場、状況、機会をナラティブとイメージしてもらうとわかりやすいかもしれない。ナラティブは私たちが日常の生活で普通に実践していることであり、特に新しい言葉（概念）ではないのである（図参照）。ではなぜ今、看護にナラティブなのかを倫理的視点から考えるのが本稿の目的である。

ナラティブ（物語と語り）に基づいて実践される看護のことを、ナラティブ・ベイスド・ナーシング（Narrative Based Nursing：以降、NBN）と呼ぶが、次のような疑問が浮かぶ。ナラティブに基づく看護（NBN）は、ナラティブに基づかない看護と何が違うのか？　はたしてナラティブを実践するナースは、ナラティブを実践しないナースよりもより倫理的なのだろうか？

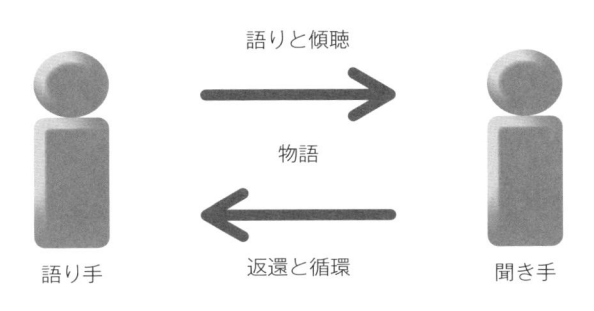

図　ナラティブのイメージ

NBNの倫理的価値①　ナラティブはナースの間に橋をかける

看護分野では長い間、優れた看護・ケアの実践知は、「こういう時に

はこうすればよい」という具合に、潜在的で極めて個別的な経験として個々のナースの中に蓄積されてはいたが、それらが意識され、顕在化（言語化）され、共有されるまでには至っていなかった[*1]。

しかしながら近年、看護実践の科学的根拠の解明が提唱され、最良の看護とは何かを示すエビデンスの提供が求められるようになったのだが、ここで看護は1つの問題に直面することになった。看護実践とは「"生きているその人"に"私"がかかわることであり、明確な因果関係や範疇化では説明しきれないもの」が含まれるがゆえに、科学的に実証可能なエビデンスという形を取ると、どうしても「個別的で細やかな看護実践の核心部分が抜け落ちていく」のである[*2]。

すなわち、この潜在化された実践知をいかに「発掘[*3]」し、意識化して共有していくかが看護学の重要課題となり、そこで白羽の矢が立ったのがナラティブだったのである。

看護実践は単なる技術として提供されるのではなく、むしろ、患者とナースの関係性の中で意味を持って存在するものである[*4]。看護実践は、それが患者とナースの間で展開されるナラティブの文脈の中に置かれて初めて、看護実践は生き生きと躍動し始める。

すなわち、ナース自身の「身体にとけ込んでいる潜在的な経験[*5]」をナラティブを介して顕在化し、ナース同士の間に存在していた実践知の隔たりに橋をかけることで、患者にとって最善のケアをナースが共同で模索して実践していく土壌が整えられる契機となった。このことが、NBNの第一の倫理的価値なのである。

NBNの倫理的価値②　ナラティブはナースを成長させる

ナラティブを看護に導入すべきとする二番目の理由、それは「自分のことを書く・語る」という行為（ナラティブ・ライティング）が、ナー

スに自己省察と成長を強く促すからである。刻々と動いていく臨床の状況の中で、ナースは直面するさまざまな問題に対処していくのに精一杯で、なかなか自分のことを振り返る機会に恵まれず、「うっかりすると感動する心さえ鈍麻しかねない」*6 状態に陥ってしまいがちである。

　そこで自分と内的に対話を重ねつつ、自分と患者とのナラティブを紡ぐことで、「日常では意識していないこと、あえて表現してこなかったこと、表現しにくかったこと」が意識化・顕在化され、自分の行為の意味や思考・実践のパターン、潜在意識、価値の明確化につながり*7、ナース自身の成長につながるのである。

　医療倫理や看護倫理ではとかく「今、私は何をなすべきか」が問われ、看護の行為の倫理性に焦点が当てられがちである。しかし同時に重要であり、かつ見過ごされがちなのが、その実践をする私は何者なのか、私は何を信じ、何を大切に思い、何をめざしているのか、私はどう生きたいのか、どう生きるべきなのか、を考えることである。この意味で、ナースが「自分のことを書く・語る」というナラティブ・ライティングには、ナースを倫理的にさらに有能なナースへと成長させる可能性があり、これがNBNの第二の倫理的価値なのである。

NBNの倫理的価値③　ナラティブは患者の必要性に即したよりよいケアを提供する可能性を広げる

　看護の実践ではしばしば患者の物語が動く場面があり、それが患者の必要性に即したよりよいケアの提供につながることがあるという。この場合、患者の物語が動く瞬間をナースが捉えるために必要になるのが、患者の"何か"が"いつも"と違う、患者の日常の文脈の中で何かがなじまず居心地の悪さ等を感じる能力（＝文脈を読み、筋をたどりながら、不均衡や欠落を知覚する能力）である*8。

「何かしっくりこないこの空気の中に、もう少し居よう」[*9]と立ち止まって患者の語りに耳を傾けようと思った瞬間、ナラティブを実践するナースは自分の思考モードを、専門家として患者を客観的に分類して検証する"論理実証モード"から、純粋に患者の物語に関心を持ち、患者の経験を出来事のつながりで理解する"ナラティブモード"に変更して[*10]、患者の「世界への扉の取っ手をつかむ」[*11]のである。

ナラティブを学び実践することでナースは、患者の世界と看護の専門の世界を行き来することができるようになり、患者が語る物語の中にとどまり、その中で患者が何を望み、何を嫌がり、何を問題とし、何をめざしているのかを理解できるようになる。その結果、患者の思いや必要性に沿ったよりよいケアを提供できる可能性が高くなるのである。

NBNの倫理的価値④　ナラティブはナースを立ち止まらせる

倫理的態度とは「正しいこと」をすることではなく、むしろ、目の前にある選択を意識してしっかり立ち止まった上で「何をなすべきか」を注意深く考えることである[*12]。しかしナースは看護の専門家であるがゆえに、看護学の知識体系の中で次に何をなすべきかをすでに知っているために、立ち止まるべき倫理の問題が起きている時になかなか立ち止まることができないことが往々にしてあるのではないだろうか。

息つく間もない毎日の看護実践の中で、専門家であるがゆえになかなか立ち止まることができないナースが、しっかりと立ち止まるための「仕かけ」が必要なのであり、それがナラティブの「無知の姿勢」なのである。無知の姿勢とは、紙野の言葉を借りるならば、「世界にたった1人しか存在しない語り手の世界観、意味、理解を尊重し、何よりそれらが重要であり、それを知りたいという姿勢」であり「語り手の意味世界を絶えず教えてもらう」立場である[*13]。

「私はあなたのことを何も知らない」という姿勢で傾聴するので、専門家としての自分の考えを患者に押しつけたり、説得したり、防御する必要がなくなり、自由で安全な対話の空間がつくられ、その結果、患者とナースの間の会話が維持され、物語が循環し、患者の思いや必要性がしだいに浮かび上がってくる。

　すなわち、前節で紹介した日常から非日常を区別する能力と、ここで紹介した「無知の姿勢」をナースが備えることで、彼・彼女は自然と自らの思考モードをナラティブモードに切り替えてしっかりと立ち止まり、患者のナラティブに入り、その中にとどまりながら患者を理解し、何をなすべきかを考えることが可能になるのである。

　マッキンタイアは＜「私は何を行うべきか」との問いに答えられるのは、「どんな物語の中で私は自分の役を見つけられるのか」という先立つ問いに答えを出せる場合だけである＞といっている。[*14]

　すなわち、「何をなすべきか？」という問いにナースが答えるために必要なのは、つまるところ、自分の役割を示してくれる患者の病いの物語にほかならないのである。ただし、患者の物語の多くはいまだ語られていないことが多いので、「ナースは何をなすべきか」を適切に知ることができるか否かは、そのナースが「いまだ語られていない物語」を患者と上手に共同著作できるかどうかに大きく左右されることを忘れてはいけないだろう。

　ここまで我々はNBNの倫理的価値として、ナラティブがナースの間に橋をかけ、ナースを成長させ、患者の必要性に即したよりよいケアを提供する可能性を広げ、ナースを「無知の姿勢」で倫理的にしっかりと立ち止まらせることができることを見てきた。

　これらを要約するならば、NBNの最大の倫理的価値とは、ナラティブが「患者とナースがともに生きる」ことを可能にし、かつ、「人が互いのためにある」という最も基本的な倫理的事実に気づかせてくれる点

にあるといえよう。なぜなら、ナースはナラティブをともに紡ぐことを介して患者の人生の証人（ともに生きる人）として招かれ、その結果、ナースはケア提供者以上の存在になり、看護もまた「看護学」以上の「看護学」を超越した"倫理的実践"になるからである。

つまり逆説的だが、ナラティブはナースを制度化された専門性（「専門家はこうあるべきだ」という既成概念）から「解放する」のである。本稿を閉じるにあたり、ナラティブを看護に取り入れることでまったく新しい風景が広がり、私たちの患者に向き合う姿勢が変わり、私たちの看護経験が豊かになることを、ぜひ1人でも多くのナースに体験してほしいと願ってやまない。

【文献】
*1　川島みどり：患者とともに創る看護ナラティブ　経験を流さず注意深く洞察する．看護実践の科学．29(3)．p.10-16．2004．
*2　紙野雪香："あなた"と"私"が紡ぐ臨床看護実践．看護実践の科学．35(2)．p.33-37．2010．
*3　野口裕二編：ナラティヴ・アプローチ．勁草書房．p.33-121．2009．
*4　吉田みつ子：看護技術：ナラティヴが教えてくれたこと．医学書院．2014．
*5　前掲1．p.11．
*6　前掲1．p.10．
*7　鶴若麻理・麻原きよみ：ナラティヴでみる看護倫理．南江堂．p.99．2013．
*8　内本千雅：違和感のある空気　手術日の朝．看護実践の科学．37(10)．p.20-24．2012．
*9　前掲8．p.22．
*10　ジェローム・ブルーナー：可能世界の心理．みすず書房．1998．
*11　西井久美子：日常と非日常の隙間にある扉　相手の世界の扉を開ける．看護実践の科学．37(10)．p.14-19．2012．
*12　本村和久：なるほどわかった！　日常診療のズバリ基本講座 Part2（第27回）臨床倫理的なことを考えてみよう．レジデントノート．11(12)．p.1697-1703．2010．
*13　紙野雪香：ナラティヴ・アプローチで変わる看護（第4回）現任教育におけるナラティヴ・アプローチ(2)．看護実践の科学．35(6)．p.32-36．2010．
*14　アラスデア・マッキンタイア：美徳なき時代．みすず書房．p.264-265．1993．

2の論点

1 ナラティブとは、物語が語り手と聞き手の間を循環しながら展開していく様をいう
2 「無知の姿勢」が大切である
3 ナラティブが「患者さんとナースがともに生きる」ことを可能にする

　金城氏はナラティブの多面的価値を大変わかりやすく解説し、看護にナラティブを取り入れることで既存の枠組みを超えた看護実践が可能になると述べています。ナラティブ・ベイスド・ナーシングは、ナラティブ・ベイスド・メディシン同様、医療専門職の行動や態度をより豊かなものにするに違いありません。同時に、我々は「お互いのためにある」ことを感じさせてくれると思われます。
　医療専門職はその知識とスキルのために、本来であれば立ち止まるべきところでなかなか立ち止まれないと、氏は指摘します。私は思わず膝を打ってしまいました。ナラティブが専門職に自らの無知を教えてくれ、立ち止まらせる。そして患者理解を促進させ、よりよいケアを可能にするのですね。さらに「いまだ語られていない物語」を患者さんと上手に共同著作することの重要性の指摘には、はっとさせられました。確かに我々はほかの人に自分の物語をいつもすべて話すわけではありません。相手が安全な存在で、しっかり聴いてくれるという確信がない場合、病気や人生でいちばんつらいことは話せないかもしれません。
　ナラティブ・ベイスド・ナーシングをほとんど知らない私のナイーブな感想ですが、医療専門職のナラティブに基づいた諸活動は、患者さんへの影響の大きさにおいて、外科医の手術手技にも匹敵するように思えました。外科医は人の身体をメスで切り開き、その中に深く両腕を差し入れます。同様にナラティブでも患者さんの世界の扉を開けてその世界に入って行くことになるので、心理的に患者さんが受けるインパクトはかなり大きそうですね。ですからナラティブ・ベイスド・ナーシングを実践する場合、十分な知識と技能が求められるのではないでしょうか。

3

医療は人間の幸福にどれくらい寄与できるのだろうか？

医療介入と患者の幸福

尾藤誠司
国立病院機構東京医療センター臨床疫学研究室　室長

臨床現場で高齢者のケアに携わっていると、私たち医療者が提供している医療サービスは、かなりの頻度で患者を不幸にしているのではないかと感じることがある。医師である私にかかわりさえしなければ、患者はもっと別の芳醇な人生のストーリーをつむぎだしていくことができたのに、私にかかわってしまったがためになんだか残念な人生になってしまったのではないか？　と考えてしまうことはたびたびである。

　例えば、健康診断で血糖値がやや高いことを指摘され、「このままでは糖尿病になります。医療機関への受診をするように」と書かれた自治体からの通知文書を見て青ざめてしまい、そこからは血糖値に振り回される人生になってしまうような人がいる。検査さえ受けなければ、その人はもっと幸せでいられたのではないか、と私はしばしば考える。

　このようなことは高齢者医療においては顕著になってくる。クラシックなスタイルの医療サービスの目的は「長生き」だった。昭和の時代にはそれでよかったのかもしれないが、今の医療がかかわっている人たちの多くはすでに「長生き」という目的を達成している人たちである。そうなると次に医療が打ち出す目的は、「より長生き」であり「元気で長生き」となった。そして「元気でより長生きするためにがんばりましょう」というスローガンのもと、医療は高齢者に対して負担のかかる介入をかけてくる。その介入はしばしば高齢者を追いこんでいく。

　妻と幸せに暮らしているしばしば物忘れのある男性が、手のしびれで病院を受診し、SPECT検査までされた結果、認知症の診断を受けメマンチンを処方されるというような医療ドミナントな物語は枚挙に暇がない。認知症のレッテルを貼られたとたん、その人は「まともではない人」と認識されていく。

　これは医療の暴力だと私は考えているが、一方でそれは医療の義務でもある。本稿では、そのような視点から、「医療は人間の幸福にどれくらい寄与できるのだろうか？」という問いについて考察する。

幸福というアウトカム

　幸せは、医療の視点からいうのならば「アウトカム」である。それも、おそらく医療に限らずほとんどすべてのサービス業者にとって最も上位に位置されるクライアントのアウトカムである。しかし、「幸福とは何か？」「どのような状態を幸せな状態と呼ぶのか？」という問いは、最も困難な問いの一つである。
　少し先人の言葉を引用してみる。

　"幸福は、調和の中において、あなたが何を考え、何をいい、何をするかということにある"（マハトマ・ガンジー）
　"幸福とは、到達点ではなく、旅の過程にある"（マーガレット・リー・ランベック）
　"幸福とは、あなたがあなたであること、そして幸福は思考の過程からやってくる"（ウェイン・ダイヤー）

　どれもつかみどころがなく、正直よくわからない。しかしなんとなく共通しているのは、幸福は自分の外側にはなさそうだ、ということである。だからこそ、他者が個人の幸福を定義するということを試みること自体が不合理な行為なのかもしれない。
　では、幸福の要件なら共通認識になるだろうか？　例えば、あるウェブサイトでは「幸福を構成する因子」として、パートナーシップ、家族、家、キャリア、健康があげられているが、個人的にはまったく納得できない。私が思いつくままに幸福の要件を列記するとしたら、以下のようなところかと考える。
　・自由であること、あるいは束縛がないこと
　・苦痛がないこと、あるいは快楽が大きいこと

・愛し愛されていること
・欲求が満たされていること

　健康であることそのものが幸福と直結しているかというと、私にはそうは思えない。しかし、健康に障害が発生すると苦痛が発生し、自由がきかず、欲求を実現できなくなる。その意味では、健康が維持されていることは幸福の間接的要件なのかもしれない。

医療者は、患者の幸福を推定することができるか？

　医療業界の中で「QOL：Quality of Life」という考え方がある。ヘルスケアを提供する上で医療者は、単に生命の維持をめざすのみではなく、その質について配慮するべきであるという考えからこの言葉は広まってきた。

　しかしながら、しばしば医療者はQOLと「幸福」を混同しがちになる。QOLと幸福はまったく別物ではないにしろ、それぞれお互いの一部分しか共有していない。まず医療者が共通認識としているQOLは、一般感覚としての「生活の質」とは大きく異なる。例えば、がん治療の世界などで用いられている「QOL尺度」の内容を見てみると、そのほとんどは身体活動性や社会活動性などの健康状態を意味しているということがわかる。

　それらと幸福は正の関係にあるかもしれないが、その相関はそれほど高くないであろう。だが、医療の視点は「体や心のステータスが低い人は幸福ではない」という価値観をしばしば生み出す。例えば「目の見えない人は、見える人に比べてかわいそうな人たちである」というような思い込みである。心や体の健康状態は幸福を構成する一部でしかないし、一方で他者から見て「五体不満足」な状態にあるがとても幸福な人は多数存在する。

医療が人の幸福を増す、もしくは奪う可能性

　高齢者医療のサービス提供者として働いている時、医学的利益が与えるアウトカムがどれほど患者個人の幸福に寄与しているのかということについて、私はあまり考えていない。なぜなら、医療提供と人の幸福との関係はあまりにも複雑であり、医療の寄与を確かめるためには途方もない時間がかかりそうだからだ。

　「あの時手術をする決断をしたのは、自分の人生を豊かにした」という患者の振り返りは、人生の最終段階になりようやく得る実感かもしれない。さらに、医療が相手にしているものは、基本的に人が持つ負の部分、すなわち障害であるとか不安感情などである。医療は、人間の負の部分を軽減することについては、おそらく得意としている。だからといって、それが幸福につながるかどうかまではわからない。私たちができることは、患者の健康アウトカムを高めることや患者の不安を軽減することにおそらく限定される。それが場合によっては、患者の幸福につながっていくことに思いをはせることくらいかもしれない。

　一方医療は、おそらくそれにかかわった高齢者の幸福をしばしば奪っているということを日々私は感じている。高齢者の幸福を奪う医療行為は、例えば、以下のようなものであろう。

・身体抑制
・人工栄養（経鼻経腸栄養、胃瘻栄養）
・病人のレッテルをはること
・吸痰
・急性期病院から長期療養施設への転院

　なぜ私はそれを感じるのか？　答えは難しくない。これらの医療を受けた患者が怒っているからだ。医療介入がもたらしうる幸福の多くは間接的な成果である。一方で、医療介入がしばしばもたらす幸福の略奪は

直接患者を苦しめ、さらに医療者の目の前で患者は不幸を表現する。

　その時私は、「この苦痛の向こうにあなたの幸せがきっと待っている」と患者を説得する自信がない。高齢者には、医療が遠い将来もたらす幸福に対する寄与の可能性を待っている時間はないのだ。私たち医療者が人の幸福に対してできることは、クライアントの健康アウトカムを最大にする努力を行う中で、医療が患者の"今もしくは近い将来"の幸福を奪うということについて配慮し、それを最小限にする努力なのかもしれない。

　人は体や心が健康であることで、より幸福を実感するためのチャンスが多くなる可能性はあるかもしれない。しかし、健康であることそのものが幸福であるわけではないし、医療者や社会によって外側から評価された健康の度合いが低いということをもってその人の幸福が低いと決めつけることはエゴイスティックな行為だと私は考える。一方で、幸福は医療サービスにとってもめざすべき上位のアウトカムであることは正当であろう。

　私たち医療者は、そのことに想像力を働かせながら患者の健康アウトカムを高める努力を行い、同時に患者の今の幸福を可能な限り奪うことをしない配慮が必要であると考える。

3の論点

1. 幸福はとらえどころのないものであり、その「量」を測ることは極めて難しい
2. 医療が人を幸福にできるとは限らないし、幸福を奪うこともある
3. 医療者は、自分の介入が患者さんの幸福を時に奪うことに自覚的であるべき

　尾藤氏が取り組んだテーマはとても大きく深いです。氏は幸福とQOL（生活の質）と医療サービスがもたらす健康アウトカムの関係性を検討し、それらの関係は多くの医療専門職が考えているほど直接的でも単純でもなく、医療者は専門的介入の帰結に常に意識的でなければいけないと述べています。大変重要な見解ではないでしょうか。

　幸福とは何かが不明で、何が人を幸せまたは不幸せにするかも明らかでなければ、医療が人を幸福にするのに有用か否かは、まったく自明な話ではなくなります。もちろん痛みがない毎日は痛みがない日々よりも相対的に幸福なのでしょうが、だからといって「鎮痛薬が人を幸せにする」とはいえません。アフタ性口内炎で毎月1週間は痛みがある人生を送ってきて、今は左側後頭神経痛に悩まされている私にとっては、痛みがないのは大変ありがたく医学に感謝しています。でも幸せを実感するかというとそうでもないですね。当然、血糖値が安定したから大きな幸福を感じろといっても無理な話でしょう。

　逆に苦痛があっても幸せだなと感じることもあります。自分が幸福な人生を送っていると「理解」しているのに、気分が落ち込んでいる時には幸せを実感できません。時間が経つと幸せな状態に慣れてしまい、まったく同じ状況でももはや幸福を感じなくなるという事態も起きてしまいます。げに幸福は難しいですね。

　尾藤氏の最も重要な主張は、真面目で熱心で良心的な医療専門職がよかれと思ってきちんとした医療を行ったことが、時に彼らを不幸にしている現実があるので十分に気をつけようということだと思いました。健康アウトカム最大化は重要ですが、それだけで終わらないのが人生ではないでしょうか。

4

医療専門職のプロであるとは、どういうことか？

プロフェッショナリズムと倫理

大生定義

立教大学社会学部社会学科　教授

医療専門職とは何か？

　2005年11月に発覚した「姉歯物件問題」（一級建築士が虚偽の構造計算をして、耐震性を著しく劣化させた建物の建築に手を貸した事件）で浮き彫りになったように、素人には簡単に理解できない仕事に従事する専門職には、職業倫理の確立と尊重が求められ、免許などにより特別な地位と独占性が認められている。

　専門職（プロフェッション）とは、Cruess[*1]らによれば、「複雑な知識体系への精通、および熟練した技能の上に成り立つ労働を核とする職業であり、複数の科学領域の知識あるいはその修得、ないしその科学を基盤とする実務が、自分以外の他者への奉仕に用いられる天職。そして、その構成員は、自らの力量、誠実さ、道徳、利他的奉仕、および自らの関与する分野における公益増進に対して全力で貢献する意志（commitment）を公約（profess）する。この意志とその実践は、プロフェッションと社会の間の社会契約（social contract）の基礎となり、その見返りにプロフェッションに対して実務における自律性（autonomy）と自己規制（self-regulation）の特権が与えられる」と定義されている。

　また、田中朋弘が整理している専門職を特徴づける態度には、①技能や知識など専門的な能力を重視し、よりよい仕事をしようとする「専門性」のほかに、②仕事に関する道徳的な責務を尊重し、より高みをめざす「道徳性」と、③仕事を単なる金儲けの手段とはせず、社会に対して有益な貢献をなすものと見なす「公益性」の3つがある[*2]。一般的な専門職には①に重点があるように見える場合も多いが、医療専門職は②にも③にも力点がある業種と考えられる。

　医師の具体的な仕事の中身は、例えば米欧内科医師憲章[*3]に挙げられている。3つの原則、すなわち、患者の福利優先の原則、患者の自律性

（autonomy）に関する原則、社会正義（social justice、公正性）の原則、および10の責務、①プロフェッショナルとしての能力に関する責務、②患者に対して正直である責務、③患者情報を守秘する責務、④患者との適切な関係を維持する責務、⑤医療の質を向上させる責務、⑥医療へのアクセスを向上させる責務、⑦有限の医療資源の適正配置に関する責務、⑧科学的な知識に関する責務（科学的根拠に基づいた医療）、⑨利害衝突（利益相反）に適切に対処して信頼を維持する責務、⑩プロフェッショナル（専門職）の責任を果たす責務（仲間や後進の育成など）がある。

1. 看護者は、人間の生命、人間としての尊厳及び権利を尊重する。
2. 看護者は、国籍、人種・民族、宗教、信条、年齢、性別及び性的指向、社会的地位、経済的状態、ライフスタイル、健康問題の性質にかかわらず、対象となる人々に平等に看護を提供する。
3. 看護者は、対象となる人々との間に信頼関係を築き、その信頼関係に基づいて看護を提供する。
4. 看護者は、人々の知る権利及び自己決定の権利を尊重し、その権利を擁護する。
5. 看護者は、守秘義務を遵守し、個人情報の保護に努めるとともに、これを他者と共有する場合は適切な判断のもとに行う。
6. 看護者は、対象となる人々への看護が阻害されている時や危険にさらされている時は、人々を保護し安全を確保する。
7. 看護者は、自己の責任と能力を的確に認識し、実施した看護について個人としての責任を持つ。
8. 看護者は、常に、個人の責任として継続学習による能力の維持・開発に努める。
9. 看護者は、他の看護者及び保健医療福祉関係者とともに協働して看護を提供する。
10. 看護者は、より質の高い看護を行うために、看護実践、看護管理、看護教育、看護研究の望ましい基準を設定し、実施する。
11. 看護者は、研究や実践を通して、専門的知識・技術の創造と開発に努め、看護学の発展に寄与する。
12. 看護者は、より質の高い看護を行うために、看護者自身の心身の健康の保持増進に努める。
13. 看護者は、社会の人々の信頼を得るように、個人としての品行を常に高く維持する。
14. 看護者は、人々がよりよい健康を獲得していくために、環境の問題について社会と責任を共有する。
15. 看護者は、専門職組織を通じて、看護の質を高めるための制度の確立に参画し、よりよい社会づくりに貢献する。

表1　看護者の倫理綱領　条文

薬剤師・検査技師・放射線技師などをはじめ、それぞれの医療専門職には、各専門職団体が同様なものを規定しているようである。ナースについては日本看護協会が15条にわたる倫理綱領を掲げている（**表1**）。

いずれも専門性（卓越性）、人間性（共感性）、社会への説明責任、利他主義に符合するような具体的な行動とともに、高みをめざし、振り返りながら努力を重ねていく姿勢がその基盤にあるように読み取れる。

「医療専門職のプロ」とは？

医療専門職個々人や専門職集団に対し、社会は何を求め、何をもってプロと認識するのだろうか。それはまず、適切で安全な医療の提供であろう。これがプロの前提条件ともいえるのではないか。

現代の医療は、ほとんどがチーム医療といってよいので、医療専門職のプロとは、効果的なチームを構成して、適切安全な医療を提供する一員になれるということになる。このために最初に必須とされるのは、前段で述べた専門性（卓越性）のスキル（テクニカルスキル）とともに、チーム医療を行うためのスキル（ノンテクニカルスキル）である。

ノンテクニカルスキルには、状況認識、意思決定、コミュニケーション、チームワーク、リーダーシップ、ストレス管理、疲労対処が挙げられている[*4]。これらは認知能力や対人能力であり、チーム医療実践の中で、何かおかしいと感じた時にメンバーがタイムリーに声を挙げられ、その声や気づきによって適切に実践が進んでいくことを感謝しあえる現場の風土が重要となる。

これらのスキルの重要性を認識し、あるべき医療現場の文化・風土づくりにコミットすることが、よいチーム医療を提供することになる。先に述べた専門性（卓越性）、人間性（共感性）、社会への説明責任、利他主義などの医療専門職の資質を備え、ノンテクニカルスキルも発揮しな

がら、現実の場面で医療を適切に提供することができるのが、現代の医療専門職のプロなのであろう。

プロのあり方、プロフェッショナリズムの定義についての議論は多様であるが、American Board of Medical Specialities（ABMS）は、プロフェッショナリズムを考える際には、単なる価値観や行動のリストを挙げることではなく、システムとしてのプロ集団のあり方、よりよいチーム医療を届けることがその目的であることをまず認識するべきであると述べている。そして、信念体系こそがプロフェッショナリズムだと述べている。[*5]

医療専門職のプロであるとはどういうことなのか？

適切な医療を提供するとはいっても、医療には不確定要素が多く潜み、プロセスも「複雑系」といわれる。現場では柔軟性のある、個別的対応が重要である。同じような場面でも、一見すると対策や方針が違って見えることもある、このいわば「正解のない」状況への対応を支えるプロとしての専門職個人を支える気概・物の考え方は非常に重要である。本書のいたるところで異口同音に語られ、1つひとつの事例を通して具体的に解説、議論されていくであろう。

総論的で抽象的になるが、本稿では私見を交えつつ5つを列挙してみたい。

1）振り返り、高みをめざす姿勢を持つ。

プロの仕事は素人と違い、それなりの卓越性あるいは、ある基準以上の（標準的といいなおせるか）ものでなくてはならないが、その一定の到達レベルに安住することなく、結果やプロセスを見直し、さらに高みをめざす努力を重ねること、その姿勢を持ち続けることが真のプロ根性なのだと考える。

2）正反対のことを考えながら、仕事ができること。

　医療を提供する対象は、多様な考えを持つ患者・家族である。患者・家族はきっとゲーテが「医者をほんとに信頼することができないのに、しかも医者なしではやっていけないところに人間の大きな悩みがあります[*6]」といったような気持ちがあるのであろう。こうすればよいかもしれないが、あるいは悪いのかもしれないといったような、相反する気持ちを持ちながら、あるいは反対の気持ちがあることを許しながら、仕事をやっていくことができるのも大切だと思う。

　「知性が一級かどうかは、二つの正反対の考えを同時に抱きつつ活動し続けることができるか否かでわかる」という作家のフィッツジェラルドの言葉もある。

3）多様な物の見方ができ、距離感の調整ができること。

　「すべての立場に一理ある」（アンソニー・ウエストン）という多様な見方、考え方ができることも重要である。同じ人間だという考え方にも、同じ人間だから、同一化していく考え方と、同じ人間だから、互いに独立したものとする考え方もある[*7]。

4）利他主義は結局自分にも返ってくることを信じること。

　本稿で述べている利他主義は自己犠牲のことではない。人のためになることをすることである。人のために何かをなすことは、すぐに目には見えなくても、やがて回りまわって結局は自分に返ってくる。いわば互恵的な利他主義である。

5）人間の本性との折り合いをつけること。

　専門職として活動していく時、自己の利益とぶつかることがある。人生の中でも利益相反はついて回る。人間の本性には「自己の利益追求の営み」がきっとあるのであろうが、医療提供の際は、どうすべきか常に振り返り、折り合いをつけることが重要ではないかと考える。

マザーテレサの言葉を掲げることで、この稿のまとめとしたい。自分を常に振り返り、あるべき姿を考え続けること。それが、行動、習慣、性格となり、医療専門職としての人生にきっとなる。

思考に気をつけなさい、それはいつか言葉になるから。
言葉に気をつけなさい、それはいつか行動になるから。
行動に気をつけなさい、それはいつか習慣になるから。
習慣に気をつけなさい、それはいつか性格になるから。
性格に気をつけなさい、それはいつか運命になるから。

【文献】
* 1 野村英樹：健康保険制度における「プロフェッションの自律」. 内科系学会社会保険連合「ワークショップ」「プロフェッショナリズムと保険診療」. 2008. http://www.naihoren.jp/gijiroku/gijiroku104/104gian3-1.pdf
* 2 田中朋弘：「職業倫理とプロフェッショナリズム—哲学的, 歴史的観点から—」より. ボウィの見解を要約・整理して作成. (Bowie, Norman E. 'Are Business Ethics and Engineering Ethics Members of the Same Family?' Journal of Business Ethics, 4, 1985, p.44)
* 3 米欧合同医師憲章. http://www.acpjapan.org/jpnchap/chart3.html
* 4 大阪大学医学部附属病院中央クオリティマネジメント部：チームパフォーマンス（テクニカルスキルとノンテクニカルスキル）. http://www.hosp.med.osaka-u.ac.jp/home/hp-cqm/ingai/instructionalprojects/teamperformance/pdf/2012NTS.pdf
* 5 http://www.abms.org/media/84742/abms-definition-of-medical-professionalism.pdf
* 6 浅井篤：医療職のための臨床倫理のことば48. 日本看護協会出版会. p.22-25. 2011.
* 7 清水哲郎：臨床倫理の考え方. 臨床倫理学と医療人類学のフォーラム. 2010. http://www.l.u-tokyo.ac.jp/~shimizu/cleth-dls/1004cleth&pal.pdf

4の論点

1 プロには専門性（卓越性）、人間性（共感性）、社会への説明責任、利他主義が求められる
2 医療のプロにとって、チーム医療を行うためのスキル（ノンテクニカルスキル）も重要である
3 プロは、自己犠牲ではなく互恵的利他主義をもって職務にあたるべきである

　大生氏は、専門職の代表的定義と主たる特性を取りあげ、チーム医療とそれを支えるシステムおよび信念体系の重要性に言及し、プロとは何かを明らかにしています。そして医療のプロにとって、「複雑系」の中で「正解のない」状況に積極的にかかわっていこうという気概と考え方が非常に大切であると論じています。まったく同感です。きちんとしたプロになるのは簡単ではありません。しかし人の命がかかっていますから、多くのことが求められるのは当然といえば当然なのでしょう。ちなみに私は不器用なので外科医をやめました。
　近年、医療プロフェッショナリズムは、世界的に医療専門職の間で大きな注目を集めており、古くて新しいテーマといってもいいでしょう。倫理という言葉が嫌いな医療専門職でも、プロフェッショナリズムという言葉にはあまり抵抗感がないのかもしれません。確かに医療専門職の卵に「倫理的になりなさい」というよりは、「プロとしてしっかりしなさい」というほうが私自身もいいやすいですね。リベラルアーツも医療倫理も医療プロフェッショナリズムも、表現や力点は違うものの、よりよい医療専門職を育成するという目的は共通しているのではないでしょうか。いずれも大切です。
　私は大生氏の「5つの私見」にすべて賛成ですが、特に利他主義と人間本性についての見解がとても重要だと思いました。誤解を恐れずにいえば、私は利他主義という言葉が苦手です。少なくとも純粋で無私な利他主義を信じることができません。ですから互恵性を無視した利他主義を前提にした教育も活動もすぐに破綻すると思っています。同時に我々の人生から利益相反状態を完全に排除することなど不可能ではないでしょうか。

5

救急車の有料化案に至った患者の倫理観の変遷について考えてみよう。

過剰な権利意識と公平の倫理観

大西基喜

青森県立保健大学　特任教授
青森県立中央病院　医療顧問

救急車有料化については、これまでもしばしば議論が行われてきたが、2015年6月1日、財政制度等審議会で救急出動の一部有料化について建議された。財務大臣も一定の理解を示し、法制化の道筋が引かれる可能性が生じている。これを受けてメディアでも、今まで以上に議論が沸騰している。ここではこの有料化案を巡る議論の倫理的な側面に焦点を当てて、その変遷も含めて考えてみよう。ただし、有料化すべきか否か、その実効性はどうか、など実質的な話題については、この論考の対象外であることを初めにお断りしておく。

救急車有料化の発案

　最初に救急車の導入からこれまでの経緯、有料化の発案、その議論の内容について概略をまとめてみる。
　我が国の救急車は、1933年、横浜市の消防署で産声を上げた。自動車の普及等で外傷の発生が多くなり、その対策からであった。戦後、経済の発展とともに交通事故は急増し、救急車は全国で広く運用されるようになった。しかしその一方で、救急業務の性格はしだいに変化していった。すなわち、事故よりは疾病（急病）への出動が年を追って多くなり、1961年には交通事故出動を抜き去り、徐々に圧倒し、2013年の救急出動件数でみると、事故種別で最多は急病（372万8806件、全体の63.1％）で過半数を占め、実に交通事故（53万6354件、全体の9.1％）の約7倍となっている。事故から疾病へというこの変化が今回の問題の伏線になっている。
　救急出動、搬送人数は年々増加し、消防庁の『平成26年版 救急・救助の現況』によれば、2013年の出動件数は約591万件と10年前に比べ100万件以上増え、ほぼ2割増となっている。
　問題は搬送者の概ね半数が「軽症」（入院しなかった場合をそう呼ぶ）

であり、絶対数としての軽症者は増え続けていることである。119番通報から現場到着までの時間（現場到着所要時間）と病院収容までの時間（医療機関等収容所要時間）はともに年々増加傾向にあり、医療機関等収容所要時間は2013年で39.3分と、10年前の10分増となっている。これは、出動件数の増加で近くの救急車が出払ってしまい、遠方の詰所から出動することが多くなっていることも要因とされている。経費も増加の一途をたどり、現状で消防費は約2兆円に上っている。財政制度等審議会で取りあげられるゆえんである。

このような状況から、本来業務の重症者搬送を十分行うために軽症者を減らしたいという現場からの希望は当然あり、軽症者利用の抑止という観点から救急車有料化の議論がこれまでもたびたび俎上に上ってきた。実際に1952年から1960年まで救急搬送で1万円程度徴収したといわれる北海道の遠軽地区の例や、1981年に検討化の末見送った神戸市の例など、市町村単位でいくつか取り組みも行われてきたが、これまで国全体として十分な検討はなされてこなかった。[*1]

救急車有料化の倫理的側面

救急車で搬送される人は、2013年度で国民の24人に1人であった。『患者調査』（2011年度）の推計によれば、徒歩や自家用車で救急外来を受診する人の数と、救急車で搬送される人の数は概ね同数である。自らの足で救急外来を受診する軽症者と、救急車出動という無料の公的サービスを利用した軽症者を比べた時、その公平性が倫理上の問題となる。そして、重症者搬送の支障、つまり重症者の救命を第一とする救急車使命が脅かされることも、資源配分の公平性を損なっていることになる。

症状が強く救急車を呼んだが、診察の結果として軽症だったという以外に、救急車利用の理由として、「専門医がどこにいるのかわからない」

「救急を受診したいが、足がない」「救急車で行くと待たされない」など、病状の重症性とかかわりのない理由がしばしばみられるという指摘がある。この「タクシー代わり」の救急車利用が不公平感を強め、少数ながら「常連」とでもいうべき頻回受診者もいて、そのような情報が義憤的な感情をさらにあおる面もあるようにみえる。いずれにしても利用の公平性が倫理上の大きな論点であり、財政制度等審議会で救急出動の「一部」有料化が論議されたのも、軽症者からある程度の経費徴収、つまり受益者負担をしてもらおうという趣旨なのである。

有料化の功罪そのものはこの論考の対象ではないが、後述する倫理観の変遷と関係する部分もあり、若干触れておく。

有料化反対論は、「重症者、特に低所得者層の利用躊躇」「逆に不適正利用の増加(軽症でもお金を払えばよいのだろうなどの考え)の懸念」が代表的なものである。また「軽症者」を巡って議論されているが、「軽症者の判定は入院の有無だけでよいのか」「所得格差を反映しなくてよいのか」「未収金が増えるだろう」など幾多の課題もあり、有料化が新たな不公平を生み出す可能性もある。救急搬送の公平性について、詳細な議論はこれからである。

さて有料化について、患者はどのように考えているのだろうか。白子らは2005年に病院を受診した患者・家族にアンケートを実施した結果、救急車の有料化については回答者251人中183人(73%)が賛成している[*1]。一般人を対象としたアンケートでも、川上らは2029人中65.8%が有料化に肯定的(同じく2005年)としている[*2]。また第一生命のアンケートでも、800人中68.7%が肯定的(2011年)であった[*3]。

このような結果からすると、救急車有料化についての姿勢は「患者」であるかないかでそう違いはないようだ。現在、過半数の人は有料化には肯定的であると思われる。内閣府が2003年に行った一般3000人の世論調査では、有料化に賛成は40.6%と半数に達していない。それ以

前の大規模調査は文献として検索しえなかったが、議論の白熱化はここ10年程度であるから、その過程で肯定的な人が増えていることは十分に想定される。救急医療、さらにいえば医療全体の公平性についての意識はそれだけ高まりつつあるのだろう。

「軽症者」の根底にある背景

　少し焦点を変えて、軽症者、中でも特に問題とされている人たちに着目してみよう。絶対数は少ないものの、救急車の不適切と考えられる使用例や頻回受診例は確かに増加傾向にあるようにみえる。

　例えば千代らは、2000～2001年の1年間に救急外来を受診した15343例のうち、10回以上受診者28名を検討し、延べ受診回数825回は全体受診数の5％を超えていたとしている。彼らの救急車使用も92回を数えている。[*4] 並行して、救急隊に厳しく接する患者や家族の例も増えている可能性がある。南濱は救急隊員の立場から、暴言や暴力が増えてきていると感じ、患者家族の逮捕に至った事例について、救急隊としての自戒も含めて紹介している。[*5] 救急現場での軽症者から暴力的な患者まで同じ土俵で一括して扱うことは不適当であろうが、その背景や底流にあるものを考えてみることにしよう。

　石井らは、都道府県によって軽症者搬送率が異なることに着目して、そこに影響を与える諸要因につき検討を加えている。その中で、軽症搬送率が多い地域では、行政訴訟の率が高いことが示されている。[*6] 行政訴訟率は、行政サービス利用に係る権利意識が高いことを反映しているといわれており、つまるところ、権利意識は一方で訴訟を多くし、その意識の延長線上で、軽症者が救急車を利用する傾向に行き着くとの解釈である。この地域差の考察は妥当な考えだろうか？　直接裏づけるデータはあまりないが、別な面からもう少し掘り下げてみたい。

医療における訴訟、すなわち医事関係訴訟を年次で追ってみると、その新受件数は1992年では年間370件であったが、その後増加が続き、2004年には年間1089件でピークを迎えた。その後は、新受件数に減少傾向がみられたが、少しして横ばいとなり、2013年は809件となっており、この20年間で2倍に増加している。
　民事・通常訴訟全体の数が経年的に特に増えているわけではないことを考慮すると、医療における権利意識の高まりが医事関係訴訟の増加に反映している可能性は高い。
　医療現場でみてみると、患者と医療者間でトラブルが多くなっているのは確かなようで、医療者側からの報告も多くみられる。医療者へのアンケートでは、理不尽な「クレーム」、暴言、暴力、脅迫など受けた医師、看護職員、看護実習生など、どの調査でも過半数がトラブルを経験している[*7]。尾内は2000年頃よりトラブルが多くなり、質的にも変化してきているとする。そして、広大な裾野を形成する「普通の市民」も昔の市民と同じではなく、以前より権利意識を強く持つようになったことで寛容さが失われ、自分の主張に同調するよう医療機関にかける圧力が強くなる傾向にあると考察している[*8]。
　自己決定権の尊重は、医療倫理の中核的原則であり、医療者が常に配慮すべきであることはいうまでもない。しかし医療現場では、いまだに多くの患者・家族が医療側の説明不足や強圧的な姿勢に悩み、不信感に至る経験を持っているだろう。その一方、患者側での自己決定権に代表される権利意識の浸透はおそらく着実に進行していて、医療情報が容易に入手できる環境の実現と相まって、全体の権利意識の底上げがなされてきている。そして、一部に過剰に権利意識を掲げる人たちが出現したとしても、これもまた当然の成り行きといえるだろう。
　救急車利用の軽症者の中には、権利意識の拡大とともに過剰ともいえる自己主張志向がみられる場合が時にある。それは患者の自己決定権の

拡延的主張という権利意識や価値観の時代的変遷の過程で生み出されてきたようにもみえる。

医療側・救急隊側が示す救急車有料化の反対論に、「金を払えばいいんだろうと、ある種の権利のように主張する人が多くなる」という懸念を表明する人が少なからずいて、なかなか興味深い。これまでの経験からそのような危惧を抱いているということだろう。救急車という無料の行政サービスを、社会的な意識変容の中でどう提供するべきなのか、曲がり角にきているとも考えられる。

複合的な価値観の変遷

折しも、2015年9月25日、地方紙の東奥日報に次のような記事が載った。「総合病院に勤務する医師が……救急外来を訪れた男性の腹部を1回殴っていた……。男性が酒に酔った状態で同じ日に繰り返し救急車で訪れるなどしたため、腹を立てたという」

医師の暴力は論外だが、救急という緊張感の高まる現場では、これまで述べてきた、「過剰な権利意識」と「公平という倫理観」との間に潜在的な対立がよくみられるようになっている。そして、これは現場でしばしば顕在化する。これはその極端な事例であろう。事例は患者・医療者関係の問題であるが、これまでみてきたように患者・一般人の価値観として、一方では過剰な権利意識、その一方で、アンチテーゼとしての社会的公平意識がしだいに高まってきているようだ。

現代の倫理観の変遷ではさらに1項加わっているのかもしれない。それは社会的ムードとでもいうべき問題である。現在はインターネットが主要なメディアそのものとなっており、議論はその媒体上で進められ、そこで意見開陳が繰り広げられる。匿名個人の意見も多く、また攻撃的な論調も珍しくない。議論の中心的概念である「公平」という倫理観も

またその中で右に左に揺らいでいる。現代は不寛容な時代ともいわれるが、その反映なのかもしれない。そうだとすると、それもまた1つの価値観であり、それを含めた価値観の重層的な構図がこの議論の背景にあるのだろう。

　救急車の有料化という1つの事案も、それを取りまく価値観が変遷・交錯している。そしてそれらを含めて、現在の医療では価値観の調整にとまどい、あたかも「産みの苦しみ」の渦中にあるようにみえる。有料化問題は医療問題全体の例示的な一断片なのかもしれない。

【文献】
*1　阿部泰隆：救急車有料化の法と政策．自治研究64(7)．p.3-29．1988．
*2　白子隆志他：救急車適正利用を目的とした傷病者・救急隊員・看護師・医師からのアンケート．日本救急医学会中部地方会誌3．p.12-16．2007．
*3　川上ちひろ他：横浜市における救急車利用に関する質問票調査．日本公衆衛生雑誌．p.809-816．2005．
*4　千代孝夫他：救急外来頻回受診症例の問題点．日本臨床救急医学会雑誌．6(3)．p.269-273．2003．
*5　南濵繁典：救急隊員に対する暴言と暴力を考える―名古屋市消防局の場合．EMERGENCY CARE．21(11)．2008．
*6　石井敏弘他：救急車利用に影響を与える諸要因について　特に軽症者の利用に焦点を当てて．日本公衆衛生雑誌．48(2)．p.109-120．2001．
*7　村井文江：臨地実習で看護学生が体験した患者からの暴力とそれに対する学生の認識．日本看護学教育学会誌．19(1)．p.45-59．2009．
*8　尾内康彦：患者トラブル増加の背景と中身．保険診療．67(8)．p.22-24．2012．

5の論点

1 救急車有料化については賛否両論がある
2 個人の権利意識の高まりと医療の公正さのせめぎ合いがある
3 本問題の背景には、より大きく調節困難な医療問題が存在している

　大西氏は、救急車有料化議論の歴史、軽症患者の救急搬送増加、有料化に対する賛否両論、有料化によって生じ得る問題、背景にある医療全体にかかわる問題を提示し、さらなる議論が必要だと述べています。そして、今後も個人の権利意識と公平性を含む医療にかかわる価値観の困難な調節が続くだろうと示唆しました。氏の論考は本問題を考えるにあたって恰好の資料となるのではないでしょうか。氏の紹介した救急車有料化に関する議論の中で、「有料化による不適正利用増加」可能性の指摘には目から鱗が落ちました。自分の思考はまだまだ範囲が狭く想像力が足りないなと痛感した次第です。「えっ、そんな人も出てくるかもしれないんだ」という感じでした。

　足代わりや、虫刺され、日焼け、風邪など緊急性がない場合に救急車を使用するのは、救急医療の本来の目的を考えれば乱用でしょう。救急車の「タクシー扱い」や「私物化」と同様な乱用行為がもう一つありました。軽症の患者さんが救急外来を自己都合だけで受診する「コンビニ受診」です。日中は忙しい、救急外来の方が待たなくていい等の理由で、医療機関にコンビニに行くのとまったく同じ気軽な感覚で休みや夜間に医療機関を受診することです。これも最近けっこう問題になっていますね。

　医療は国民の健康と生命を維持するための、とても大切な公共財です。救急車や救急外来の目的を考え、その乱用が他の人々の不利益になる可能性に思いをはせることが重要でしょう。同時に、なぜ一部の人々が軽症にもかかわらず救急外来を受診してしまうのかを明かにすることも急務です。救急医療を利用した軽症患者さんから余分にお金を取るだけでは解決しない問題なのではないでしょうか。

6

女優アンジェリーナ・ジョリーの予防的乳腺切除についてどう考えるか？

遺伝性疾患と自己決定のプロセス

江口惠子

社会医療法人博愛会相良病院　副院長・総看護部長

2013年5月、女優アンジェリーナ・ジョリーが、乳がんと卵巣がんの発生が高くなるとされる遺伝子「BRCA1」に変異があり、「乳がんになる可能性の確率が87％」だと診断されたことで、乳がん予防のために未発症の両乳腺を切除する手術を受けたことを公表した。
　その報道に私は強い衝撃を受けた。決断の背景にある彼女の思いが、同じような悩みを持つ患者の思いと重なった。さかのぼること2011年、遺伝子変異のある患者への対応を巡って遺伝相談外来の対応プロセスについて審議した際に、「リスク低減手術」についての検討を先送りにしたことがあったからである。
　それは、当時の日本のガイドラインで推奨されていないという理由ではあったが、どれほど患者の苦悩について思いを寄せることができていたか、併せて、患者にとって可能性のある選択肢についてなぜ検討しなかったのか、自分の倫理的感受性の足りなさや推量の甘さを、アンジェリーナ・ジョリーの報道を受けて痛切に感じた。その衝撃を今も鮮明に覚えている。私は、先送りになっていた「リスク低減手術」についての施設としての対応について審議を急ぎ開始する必要性を感じ、倫理委員会を開催した。
　すでに欧米においては、臨床研究に基づいて日常の臨床の中で遺伝子検査が行われるようになり、米国においては1996年に「医療保険の相互運用性と説明責任に関する法律」、2008年には「遺伝情報差別禁止法」が制定されるなど、社会的体制整備が進んでいた。文化的な背景の違いがあるとはいえ、そうであればよりいっそう深い悩みであったであろうことを考えると、臨床現場の医療者の関心次第で患者の選択の幅や受ける恩恵の程度が決まってしまうという医療者としての責任の重さを改めて深く感じた。
　2013年に明確にした倫理委員会の方針は「遺伝カウンセリング体制が整っていて、適切な同意説明書及び同意書が作成され、患者の意思が

尊重されるのであれば、倫理的な問題はない。選択肢が広がるということは患者にとってよいことである」と全会一致で「リスク低減手術の実施」を承認した。それは、乳がん専門病院として、1人でも多くの患者の苦悩に対応できる体制整備であった。

HBOCとリスク低減手術

　我が国においては、2012年に「HBOC（Hereditary Breast and Ovarian Cancer：遺伝性乳がん・卵巣がん症候群）に関する研究を行い、遺伝性の乳がん及び卵巣がんの予防、検診並びに治療の向上を図ること」を目的として設立された日本HBOCコンソーシアムを中心として、臨床研究や医療スタッフの遺伝医療に対する認識の普及、患者や一般への理解を広める活動が始まったところである。また、現在BRCA遺伝子変異陽性乳がんに対して期待される治療薬としてPARP阻害薬が開発され治験が開始されている。

　アンジェリーナ・ジョリーが遺伝的背景からリスク低減乳房切除術（以下、RRM）を受けることに至ったBRCA1/2遺伝子の病的変異を持つものがHBOCである。米国のNCCN（National Comprehensive Cancer Network）のガイドラインによれば、乳がんや卵巣がんの5〜10％は遺伝的要因が関与しているとされており、その遺伝的要因としてBRCA1あるいはBRCA2遺伝子変異が知られている。

　これらの変異遺伝子陽性者は乳がんの生涯発症リスクが65〜74％と高いことが報告され、日本においての調査でも欧米の結果と同様であるということが最近わかってきている。

　また、個人の意思に基づき、両側のRRMを受けたBRCA1/2遺伝子変異陽性女性と乳房切除手術を受けなかった女性群による前向き臨床試験によれば、リスク減少率は90％であると報告されており、日本乳が

ん診療ガイドライン 2015 年版でも RRM により乳がん発症リスクを低減させることが示されている。

米国においては、BRCA 遺伝子変異のある約半数が RRM を選択しているといわれている。その背景には乳頭・乳輪を温存する方式の乳房切除術および再建術などさまざまな医療技術の進歩がある。とはいえ、さまざまな解決すべき問題もある。乳房再建によって整容性はある程度保たれるとしても、乳頭や皮膚の感覚の低下を伴う。ボディイメージの変化や手術に伴うリスクも大きい。リスクに対するケアを継続して行うことの必要性は当然のことである。

アンジェリーナ・ジョリーが RRM を受けたのは、母親が卵巣がんで早逝（2007 年・56 歳没）したことも影響しており、乳がんリスクを抑えるためであった。彼女は乳腺切除より 2 年後の 2015 年 3 月、卵巣と卵管の切除も公表した。

初期の卵巣がんの可能性があることを医師に告げられた後、複数の専門医に相談。BRCA1 遺伝子変異のリスクだけでなく、母親を含めて 3 人の近親者が遺伝性の乳がん・卵巣がんで若くして亡くなっている家族歴を考慮し、卵巣と卵管の早期切除を決断した。ややもすると手術をしたことだけが独り歩きして報道される傾向があるが、適切な検査や診療、自分の遺伝子状況やがんの発症に対する正しい理解、家族との相談はもとより複数の専門医との相談を行いながら、自己の持つ遺伝的なリスクと対応策に伴うリスクとベネフィットを十分に検討し、自らの意思で決定していったプロセスがより重要なことなのである。

遺伝性疾患と家族への影響

HBOC は遺伝性の疾患であり、生殖細胞系列における BRCA1/2 遺伝子の変異は、親から子へ、性別に関係なく 50％の確率で受け継がれ

る。BRCA1/2遺伝子の病的変異を持つ家系で、乳がん、卵巣がんを、まだ発症していない家族に遺伝子検査をすることで、効果的な対策が可能となる。

　NCCNガイドラインでは、遺伝性乳がん家系である可能性を考慮すべき状況を拾い上げ、詳細な評価を実施すべきとしており、評価に基づいて「遺伝学的検査という選択肢があることの提示」を推奨している。

　この際重要なことは、がんや遺伝に対する不安や悩み、結果の開示に伴う不安や辛さ、家族間の意見の不一致などがあることは自然なことであることを十分に受けとめて支援することである。

　幼い子を残して逝った38歳の患者は、4人の子のうち2人の娘が乳がんを発症しないだろうかと強く案じてプレカウンセリングを受けた。しかし、遺伝子検査をすることによる遺伝子変異陽性の結果を恐れ、検査をしないままに最期の時を迎えた。患者は小学生の長女に、定期検診のことは繰り返し諭すように話すことはできたが、検査結果が陽性だった時は、残して逝く子どもに重荷を背負わせるようでできないと泣いた。私は、継続して夫や子どもたちへの支援を約束した。

　患者は、がんであることと同時に、遺伝性の疾患が子に影響を残すことに強い責任感を感じることが少なくない。中には、自分の変異遺伝子が陽性であることは母親を悲しませることになるという理由で検査を拒否する患者もいる。

　遺伝子検査に至らない患者の多くは、結果に対する不安があり、家族への配慮や周囲の偏見への恐れがあったりする。一方で、検査の結果を知ることによって治療法の選択や予防対策が取れることで「検査を受けてよかった」と喜び、親や姉妹も検査を受けるという患者もいる。家族間の意見の相違の背景には、これまでの家族関係が影響している場合もある。患者個々の家族を含めた背景を受けとめて支援する必要がある。

患者にとって最善の選択をするために必要なこと

　患者にとって最もよいと思われる治療法の選択について検討する際、遺伝性乳がんが疑われる場合は遺伝カウンセリングを受けてともに治療法について検討することが望ましい。しかし、この段階の患者にとっては、これからの治療や生活のこと、仕事のこと等々さまざまな苦悩を抱えていることも多く、まずはよく話を聴き心理的支援の下で意思決定を支援することが必要である。

　個々の患者の自律性に応じて、遺伝カウンセリングの適時性の検討も必要となる。遺伝性乳がんを疑われる患者の多くは、自分にその可能性があることを恐れている。その気持ちを受けとめるところから医療者と患者の関係は始まる。医療者がどのように伝えたいと思っても、患者に聴くことができる体制がない時には伝わらない。遺伝子検査を受けるのか、治療の選択をどのように行うのか、患者の心に寄り添い、迷いや揺らぎを受け入れながら患者が、理解し決定していくプロセスにかかわり続けていくことが必要であると考える。

　このように考えていくと、アンジェリーナ・ジョリーの選択は、彼女が自分の状況をどのように受けとめ、自分自身がどのように生きていくか、まさに自己の生き方の意味づけをしていく中での選択だったのではないかと考える。

　かかわる医療スタッフの適切な認識とコミュニケーションの下で、患者が適切に遺伝カウンセリングを受け、自己決定できるような体制強化が望まれる。

【参考文献】
*1　日本乳がん学会編：乳がん診療ガイドライン②疫学・診断編　2013年版．金原出版．2013．
*2　鈴木久美編・日本がん看護学会監修：女性性を支えるがん看護．医学書院．2015．

6の論点

1 臨床現場の医療者の関心次第で、患者の治療選択の幅や受ける恩恵の程度が決まってしまうことがある
2 遺伝子検査および結果開示に対して、家族の間で意見の不一致があることは自然なことである
3 患者の状況に応じた遺伝カウンセリングのタイミングの検討が重要

　江口氏は自身が委員長を務めた倫理委員会で予防的乳腺切除術の審査を行い、適切な遺伝カウンセリング体制があり、患者への十分な情報提供と患者の意思尊重が間違いなく可能であれば、予防手術という選択肢を増やすことは妥当だと結論・承認した経緯を説明し、遺伝子検査および本手術が患者さんの最善の利益になるための重要な要件を明確に提示しました。アンジェリーナ・ジョリーの事例に関しても、乳腺および卵巣の切除を受けた結果だけが報道されているが、大切なのは決定に至るまでの慎重なプロセスだと教えてくれました。
　医療者がどんなに伝えたいと思ってどれだけ努力をしても、患者が聴ける体制がない時には、説明内容や思いは伝わらないという氏の指摘には目から鱗が落ちました。患者さんに心理的余裕のないときやほかのことに専念している時に、その患者さんの状況を無視して、説明したり選択を迫ったりしてはいけないでしょう。我々は自分がどういう態度で何を話すかばかりに気をとられがちですが、まず考えなくてはならないのは話す相手のことですね。
　それにしても自分の遺伝子配列は自分では決められないのに、その変異に対して責任を感じざるを得ないのは、とてもつらいことではないでしょうか。冷静に考えれば、それは完全にランダムな偶然の出来事なのですが、心情的にはそうもいかないということはわかりますし、家族内でも感情的に批判する状況があるかもしれません。安易な他罰的態度に陥らないようにしないといけませんね。生活習慣病に限られてきた予防という医療が、外科領域にも広がってきています。医学の進歩が常識を変えていきます。慎重かつ遅滞なく進めていくことが肝要でしょう。

7

スマホのLINEアプリ（以下、LINE）を使って多職種間で業務上の申し送りややり取りをすることは、倫理的に問題はないのか？

ICT活用における倫理的課題

久保田聰美

株式会社ペーす代表取締役　訪問看護とぎ所長
高知県立大学看護学部　特別研究員

少子超高齢社会において、ICT（Information and Communication Technology：情報通信技術）の活用は避けて通れない問題になってきている。ICT活用によってもたらされる利便性と同時に、倫理的な課題も浮き彫りになってきている。そうした多様な課題を検討していくためにも、このテーマにおける特殊な背景「LINE」「多職種間での業務上の申し送り」における現状と課題を整理し、ICT活用における倫理的課題についても具体的に考えていきたい。

テーマ事例の背景

　A病院ではチーム医療を推進している。かつてのナースステーションは「スタッフステーション」と名を変え、カンファレンスや申し送りの場も多職種が参加している。ナースが中心になって業務の申し送りをしていたモーニングカンファも参加人数が増えたために形骸化し、情報共有の場としては不十分となってきている。
　また、カンファレンスの種類も多い。日々のモーニングカンファに始まり、組織横断的なリハビリチーム、NST、褥瘡チーム、ICT（Infection Control Team）、医療安全ラウンド等毎日のようにさまざまなチームがやってくる。それにより質の高いチーム医療が実現しているといえば聞こえはよいのだが受け入れる側の病棟にとっては正直かなりの負荷となっている。
　それぞれのチームが病棟にやってきてベッドサイドカンファから処置を行い、患者に説明をしていく。その内容については、一応電子カルテには記載されるのだが、その時の患者の反応やそれに付随する細かな情報まではカルテには残らない。しかし、ケアする立場のナースからすれば、そうした情報こそが重要である。本来ならばその場に受け持ちのナースが同席できればいいのだが、なかなか難しい。

その結果、カルテ以外の情報共有のツールとして連絡ノート形式を活用して工夫する病棟が増えている。一方で管理者にとっては、全員が読むことを確認する新たな業務が生まれている。

　そんな状態に頭を抱えていたB師長に若いスタッフが「LINEでグループつくったらいいんじゃないですか？　全員が既読したらすぐにわかりますよ。リハの人たちや看護補助の方もよく業務の申し送りに使っているみたいですよ」というのである。確かに最近の若いナースはLINEで欠勤の連絡をしてくることも多い。最初は、LINEで業務の申し送りなんてと少し抵抗はあったが、使ってみるとなかなか便利である。何といってもちょっとしたスキマ時間に処理できるのがよい。以前は連絡ノートに書き忘れたとわざわざ病院まで戻っていた時間を思えば時間の有効利用にもなる。セキュリティだけはしっかりとかけるように徹底しておけば大丈夫と思い、早速スタッフに連絡して病棟内の関係スタッフのLINEグループをつくり、業務の申し送りを始めることとした。しかし、そのことを聞きつけたC部長から待ったがかかった。業務の申し送りにLINEを使うとは言語道断というのである。

対立する価値とは何か？

　B師長にとって、いちばん大切なことは日々の看護業務を安全に遂行できる環境を整えることである。そのためにきめ細やかな情報共有は欠かせない。増え続ける業務を効率的にこなしながらも丁寧に情報共有していくには既存の方法では限界が来ている。

　多職種協働が一般的となった現在の医療現場において、職種横断的な情報共有ツールは必須である。それを病院側が準備するのが本来であるのに、現場に丸投げしておいてそれはないだろうと、B師長は心の中でつぶやいた。今回の方法は苦肉の策ともいえる。予測される情報漏えい

のことは、設定や登録の方法の基準を決めて運用することによって未然に防ぐことができるのではないか。また、日常生活で利用しているツールであれば操作方法も簡便であると同時にアプリに不案内なスタッフがいたとしても縦、横のつながりで職種を超えたコミュニケーションツールとなり、そのネットワーク内での議論もスムーズに運ぶことが期待される。

　実際、いつでもどこでもつながる便利ツールによって、日ごろ感じる職種間の壁も感じなくなったという効果も聞かれ始めている。

　一方、C部長が重視している価値とはどのようなものだろうか。業務上の情報共有ツールとして不適切という判断はどこからくるのだろうか。2015年7月現在、国内で5800万人を超える利用者の多くはプライベートな利用目的としてLINEを活用している。「LINEで業務の申し送りするなんて」と感じたナースがC部長に訴えた経緯は容易に予測できる。では、その根底にある倫理的課題とは何であろうか。

　最初に考えられる問題は、スマホのLINEのセキュリティの問題ではないだろうか。設定さえしっかりすれば問題ないとB師長は考えたようだが、汎用性の高いものを患者の個人情報を取り扱う可能性もある医療現場において業務上のツールとして使用することに抵抗がある人は多いだろう。実際にLINEを悪用してストーカー被害にあっている事件を知れば、安易な利用には疑問を持たざるを得ない。職業倫理としての守秘義務が脅かされているともいえる。

　次の問題は、仕事とプライベートを混同させる環境を職場の管理者がつくってしまっている事実である。それは、働くスタッフ1人ひとりにとっても職場を管理する側にとっても、数多くの混乱を引き起こす要因となる。スマホを業務時間内に使用することを許可してしまっているからである。

　例えば、友人グループとのLINEのやり取りでスマホをいじっていて

も「業務上の申し送りを読んでいた」といわれればそれでおしまいである。お互いの不信感につながりかねない要素を持っている。現実的に業務上の申し送りを読んでいたとしても不必要な葛藤を引き起こす環境をつくってしまっていることが問題ともいえる。

一方「いつでもどこでも」「業務上もプライベート」もLINEでつながる便利さは、常にツールに拘束されるリスクもはらんでいる。多様な価値観を持って働くスタッフ1人ひとりにとって適切な労働環境とはといった視点で十分な検討が必要である。

操作に慣れないスタッフが「いつでもどこでも」つながることがストレスフルな環境になりはしないか。「既読」になっているから情報共有できているものと思い込んでしまって話を進めても、実は伝わっていないということはないだろうか。便利なツールを利用する際のさまざまな課題が浮き上がってくる。労働環境としての配慮、安全配慮義務という点からも議論が必要である。

スマホやICTに対する親和性についても個別性が大きい。教育背景や年齢層も多様な多職種間における業務上の情報共有として、特殊な環境で急激に利用者が増えたツールを導入することのリスクをどのように捉えるのか。業務上のツールとして導入するということは、組織倫理も問われる問題でもある。「LINEって何？」という職員もいるかもしれない。そうした職員には操作説明会を時間内に実施するのだろうか。導入に際しての個人の情報リテラシーへの配慮や教育をどのような位置づけにするかも重要である。

多職種協働の現場におけるICT活用の課題

では、スマホ・LINEのような汎用性の高いツールではなく、セキュリティのしっかりとした電子カルテや地域ネットワークシステムであれ

ば倫理的な問題はないだろうか。

やはり前項でも述べたように、どのようなシステムを導入する場合にも業務で使用する以上は一定の教育は必要になる。ICT活用上の技術的な習熟度の差が、その人の働き方や労働時間にまで影響を与える可能性を十分検討した上での導入が求められる。

また ICT活用によって新たに浮き彫りにされている問題が医療情報の倫理性である。簡単に患者の個人情報や画像情報等も多職種で共有できる仕組みができる時代である。コピー&ペーストや添付ファイルという方法で、医療情報が拡散し、独り歩きしかねない状況であることを常に念頭に置いておく必要があるだろう。

注）LINEとは

「いつでもどこでも素早く簡単に友だちと、無料メールが楽しめます。1：1トークはもちろん、グループトークも可能です[*1]」のキャッチコピーが示すように、無料で通話やメールが利用できるアプリケーションである。NHN JAPAN（現LINE株式会社）が2011年6月に開発し、世界230カ国で利用され、利用者数は2014年10月時点で5億人を突破している。特にアジア圏での利用率が高い。世界最大の利用者を誇るSNSであるFacebook（全世界で13億人以上）や2006年に開発されたTwitterと比較しても日本国内の普及率は倍以上といわれている（Facebook 2400万人、Twitter 1980万人、LINE 5200万人）[*2]。

10代〜20代の若い世代を中心に利用者数を伸ばしている点が特徴的である。

【文献】（参考URL）
＊1　http://line.me/ja/
＊2　http://gaiax-socialmedialab.jp/socialmedia/368

7の論点

1 　質の高いチーム医療には情報共有ツールが必要である
2 　LINEを用いた情報共有においては、守秘義務の徹底が重要である
3 　ICTを医療現場に導入する際には、事前の教育が欠かせない

　久保田氏は情報共有目的でのスマホの医療現場での活用について、倫理的賛否両論を提示し、それらを検討した上で、新しい情報テクノロジーを現場に導入する際に考慮すべきことをわかりやすく教えてくれました。久保田氏の結論に賛成します。

　今回の問題では、私的利用と職務上の利用をしっかり分けて考えないといけない気がしました。自分のスマホを病棟業務で使う場合、充電のための電気代は誰が持つのでしょうか。また久保田氏も懸念していたように、仕事中の個人的スマホ使用が起こり、または疑われ、専門職間の相互不信が生じかねません。公私混同を避ける教育が必要でしょう。

　プライバシー保護が最も重要な課題になるでしょう。氏も簡単に患者情報や画像情報等が多職種で共有できる時代になったと指摘しています。使う側の職業倫理と判断能力が問われますね。同時にうっかりミスで個人情報流出という事態が起きないよう、使用者の慎重さが強く求められるのではないでしょうか。また既読だから相手は理解していると判断するのも危険ですね。さらに文字だけのやり取りでは誤解が生じる危険が大きくなるのではないでしょうか。

　昨今、スマホを片手に前も見ず歩く人々とすれ違うのは普通のことになりました。スマホを使いながら自転車で交差点を渡る人もけっこういますね。特に若者に限ったことではありません。彼等はICTの奴隷だと言いたくもなりますが、私がパソコンやeメール、携帯電話を使用するのも同じことでしょう。私が体の一部としてスマホを使いこなせないということだけなのかもしれません。携帯電話が登場したころ、首を傾けて独り言をしているような人々をみてびっくりしたことを思い出しました。

8

ツイッターで看護学生が解剖画像をアップし、退学となった事例を元に、医療者の倫理教育を考えてみよう。

医療者のメディアリテラシーと倫理教育

前田樹海
東京有明医療大学看護学部　教授

2013年夏のまつり

　2013年夏、コンビニのアイスケースやそば屋の食洗器の中、はたまたバーガーショップのバンズの上に寝てみたり、弁当屋の業務用冷蔵庫の中に入ったりといったアルバイト学生の「武勇伝」投稿がネットを賑わせ、「バイトテロ」という造語が飛び交った。かかる投稿が発覚するたびに、投稿者への一斉糾弾、いわゆる「炎上」が勃発し、投稿者の個人情報の暴露や過去の「武勇伝」の洗い出しなどを伴う大きな騒ぎ、いわゆる「祭」が繰り返され、「バカ発見器」と呼ばれるまでに発展したツイッターなどのSNS（ソーシャル・ネットワーキング・サービス）を発端とする騒動は、看護教育においても無縁ではない。
　有名なのは、2013年5月21日、腫瘍総論という授業の最中に回ってきた透明袋入りの臓器標本を看護学生がスマホで撮影し、「グロ注意♡」という文言とともにツイッターに投稿したケースであろう。当該投稿記事は同年6月末に炎上、各方面に拡散されるとともにネット民によって投稿者の個人名や学校名などの個人情報がさらされ、7月1日に投稿者の在籍していた学校が、お詫びならびに「本人へは慎重な処分を検討」する旨のお知らせをホームページに公開すると、新聞各社もこぞって報道し「祭」状態となった。そして、7月5日には当該学生の退学という帰結をもって沈静化した一連の騒動である。

看護を取りまく風潮の倫理性

　この事例で目を引くのが、炎上した投稿記事に対し、「ステレオタイプな」と形容すべきなのか「大多数が支持する」と形容すべきなのか判断に迷う大勢を占めたコメントの数々、例えば「看護学生なのに」とか「将来人の命を預かる人間として」といった枕詞つきのコメントである。

また、「常識的に考えて」とか「ダメなものはダメ」的な反対意見を寄せつけないコメントも数多い。これらのコメントは、相手を完膚なきまでに叩きつぶすことが最大の目的のようにも思える。
　もちろん、さまざまな意見の中に極論があっても構わないが、こうも極論が多いと食傷気味ですらある。僕は看護系教育機関教員の立場から、この元看護学生が引き起こした騒動を含め、そこに通底する看護ならびに看護を取りまく風潮の倫理性について関心を持っている。
　前述した看護学生の行動をとがめる際に用いられた枕詞は、よく耳にするので、ともすれば自然に受け入れてしまいがちである。しかしよく考えてみると、不思議なフレーズである。
　ひとくちに看護学生といっても、入学試験で適性検査や思想検査をしているわけではない。将来看護師をめざすという志以外は他の進路を選択した学生とさほどの違いはないし、その志を持ったという違いだけで、実際の看護学生はそんな枕詞でくくれるほど考え方や行動は画一的ではない。一様でないことは、集合教育という教育形態においては対応しづらい面もあるが、将来の看護を豊かにするための原資と考えると必ずしも負の側面ばかりとは限らない。
　看護師は、独学で勉強して国家試験に合格すれば取得できる資格ではなく、その国家試験の受験資格を得るために、まずは認可された教育機関で学修すべき課程をクリアする必要がある。これは、教習所で一定の知識と技術を修得した者が、最後に運転試験免許試験場で筆記試験に合格して自動車運転免許を取得するのに似ている。
　ただ、自動車運転免許では、教習所に入所せず、家の庭やレンタルコースを借りて独学で運転技術を身につけたのち、運転免許試験場で実技試験を受ける道もある。しかし看護師免許の取得には、例外なく認可教育機関の卒業が必須である。
　看護師になるために教育機関を必ず経由しなければならないという道

筋は、看護が独学では修められないものであることを示すとともに、看護師としての知識や技術、自覚や態度などは、卒業までに学校側で担保する教育システムと捉えることができる。
　つまり、看護師を看護師教育機関のプロダクトと捉えれば、免許制度自体が、看護学生は仕掛品という立場を示しているともいえるわけである。そういう立場の看護学生に、ステレオタイプな枕詞を投げかけることで自覚を促すという教育的配慮なのであれば、多少理解できる部分もある。しかし、そのような自覚や態度はすでに修得ずみという前提で枕詞が使用されるのはなじまない。
　当該ケースでは、教育機関側が処分を検討中と発表してから4日後に、処分なのか本人が望んだのかは定かではないが、本人退学という帰結で幕引きとなったことも残念に思う。学則上、懲戒退学に関する規定もあるのだろうが、それでも、在籍中の学生に至らない点があった場合、教育によって是正する道を模索するのが教育機関の第一選択であり、本人退学では、その機会が失われてしまうからである。もしこれがネット上の意見に迎合し、事態を収拾するために学校側が進んでとった措置だとしたら教育に与える影響は計りしれない。

これからの看護とITリテラシー教育

　考えられる影響の1つとして、看護教育におけるITの使用に関して度を過ぎた慎重論が優勢となることが懸念される。実際、看護教育のさまざまな場面においてSNS禁止措置を採用している学校があることはちらほら耳に入る。もちろん、ITを利用したサービスの利用には、自分の投稿の共有範囲や拡散の可能性など、当該サービス固有の特性を知った上で使う必要がある。特に商業ベースのサービスは、基本的には営利を一義的な目的として設計されているのだと考えるのが自然で、初

期設定を何もいじらずに利用を開始すると、ユーザの意図に反して情報が流通してしまう場合もあるので注意が必要である。

　またSNSはNGでも、電子メールは個別のやりとりだから情報漏れや情報拡散の可能性は皆無かというとそれも違う。多くの電子メールサーバで採用されている通信プロトコルは内容を暗号化しないので、郵便物に例えれば、はがきと同様である。したがって、通信の途中で傍受されれば中身は筒抜けである。クレジットカード番号や重要なパスワードなどのデリケートな情報は、電子メールの本文に記載してはいけないとされる理由である。

　それでも、スマホなどのモバイル端末を利用した通信がいまや当たり前となりつつある状況において、教育機関だからといってそれらの機器やサービスを排除するという選択肢は徐々にせばまってきているように思う。

　実際に米国では、生徒が授業中に携帯電話を使わないようにするために電波妨害装置を使用したフロリダ州の高校教諭が5日間の停職処分を受けている[*4]。その理由は、緊急時に必要な通信手段を奪い、生徒に深刻な危険をもたらしたというものである。教育機関としては、もはや禁止することで防ぐのではなく、ITのよきユーザを育てるための情報リテラシー教育の提供が責務であるといえよう。

　看護においては禁止事項を設けることでさまざまな対応をしてきたように思う。何も起こさないという意味では無難な選択肢ともいえるが、「無難」であることは必ずしも、というか多くの場合「最善」を意味しない。むしろ、臭いものにはフタ的な思考停止、もしくは「無難」と引きかえに、「社会状況の変化への対応力」を犠牲にしたというマイナス効果が勝るのではと思うほどだ。

　倫理的であろうとしてルールをつくることが、かえって倫理的な姿勢の醸成とは逆の方向に向かっているかのような印象すら受ける。例えば、

「学術集会での写真撮影禁止」や「学生の髪染禁止」など、理由の判然としないルールはその好例であろう。

　教育機関には学生の学問的・人間的な成長に一義的な目的と責任がある。今回のケースでは、退学となったことで、それをまっとうする機会を逸しただけでなく、退学は当然というネットにおける大多数の意見に対して、そうでない可能性を考える倫理的思考や倫理的討議の機運を逃し、看護にITを活用する可能性の芽を摘んでしまった点において禍根を残したといえるのではないだろうか。

　わからない、前例がないから遠ざけたり禁止したりするのではなく、知られていない、新しいものだからこそ、議論の俎上に載せてみんなで知恵を出し合う気風を醸成すること。それこそが、これからの看護が「風紀委員VS生徒」の関係でなく「倫理的な関係」に基づく教育分野に発展するために必要なことであろう。

【文献】
* 1　朝日新聞：臓器の検体、ネットに写真投稿　看護学校生が授業中撮影. http://www.asahi.com/edu/articles/NGY201307010021.html
* 2　Kravets. D：Florida science teacher suspended for signal-jamming students' cell phones. http://arstechnica.com/tech-policy/2015/06/florida-science-teacher-suspended-for-signal-jamming-students-cell-phones/
* 3　ITmedia.：看護学生が患者の臓器を撮影してTwitterに投稿. http://www.itmedia.co.jp/news/articles/1307/01/news113.html
* 4　里見和夫：お詫びとご報告. http://gmhosp.jp/nursing_school/news/index_6.html

* 注1　思想については全国高等学校校長会より申し入れられた、面接試験における質問禁止項目のうちの1つである。

8の論点

1 医療専門職の自覚や態度は、教育によって培われるべきものである
2 学生の不適切な態度や行動に対しては、排除ではなく教育で対応すべき
3 新しい情報機器やサービスに対しては禁止ではなく、情報リテラシー教育の提供が教育機関の責務

　前田氏は本件への教育機関の対応が学生の退学であったことは不適切で、学生をしっかりとした専門職にするべく教育を継続すべきだったと述べます。ネット上に書かれた「看護学生なのに」「人の命を預かる者として」などの紋切型のコメントの多くは心ない非難であり、若い学生がこれから教育を通して医療人にふさわしい自覚や態度を身につけていくことを忘れていると主張します。私も氏の見解にまったく同感です。いくつか考えてみましょう。
　臓器標本をスマホで撮影しツイッターに投稿するという行為は、極めて浅はかでとんでもないことであり、決して許されることではありません。医療専門職なら即刻、解雇です。しかし前田氏が述べるように、これから専門職としての態度や自覚を身につけていく発展途上にある学生の瞬間的行為ですから、退学処分が適切だったかは疑問が残ります。もちろん、この学生がこの手の行為の常習犯であったなら話は別ですが、初めてのことなら一時の気の迷いとして寛容な対応が望ましかったのかもしれません。私も仕事柄、「医にかかわる者としてあるまじき行為」をした学生の処分の議論に参加することがけっこうありますが、適切な罰のレベルを決めるのはけっして簡単ではありません。学生はこれからの存在なのですから。
　「倫理的であろうとしてルールをつくることが、かえって倫理的な姿勢の醸成とは逆の方向に向かっている」という氏の言葉はとても重要です。世間の目を気にしただけの倫理規制は、倫理的ではありません。ルールにはきちんとした理由が必要ですし、社会に対して「我々はちゃんとやっています！」というアリバイ的なものであってはなりません。強制ではなく教育でなんとかしたいものです。

9

看護・介護の重労働業務を、ロボットで置換することに問題はないのか？

看護・介護の現場における人間とロボット

岡本慎平

尾道市立大学　非常勤講師

1991年に公開された『老人Z』(監督・北久保弘之)というアニメ映画がある。あらすじを簡単に説明すると次のような話だ。
　時は近未来。少子高齢化が進んだ日本では、高齢者の数は増加の一途をたどり、その高齢者を介護する人員は慢性的に不足していた。そこで厚生省(当時)は高齢者福祉改善のため、介護ロボット「Z-001号」を開発する。Z-001号は寝たきり高齢者の福利向上をめざして開発された多機能介護ベッドであり、介護士の手をわずらわせることなく自動で被介護者の入浴・食事・排泄・娯楽などの役割をこなし、健康状態をモニタリングすることで非常事態には医療機関への連絡まで行う優れものだ。そして、その実験的導入の被験者として、とある認知症気味の寝たきりの高齢男性が選ばれる。
　しかし、この高齢男性の訪問介護ボランティアを行っていた看護学生の主人公は、無人で行われる「ロボット介護」に納得できず、政府によるZ-001号の発表記者会見に赴き、「人間の愛情みたいなものが感じられない」「(高齢男性が)なんだか可哀想」と必死に訴えるのである。
　もちろんこのストーリーはSFであり、物語は二転三転して予想外の結末を迎えるが、問題はストーリーではない。映画公開から25年を経た今、そこで描かれた「ロボット介護」への不安は、SFのテーマとしてではなく、現実の問題として生じているのだ。
　映画とまったく同じ「高齢者人口の増加と介護士の不足」という問題を解決するため、現実でも介護の現場にロボット技術を導入しようとする動きが活発になっている。
　例えば2015年に、経済産業省が主催したロボット革命実現会議は、その成果として「ロボット新戦略」を発表した。そこでは、「ロボット介護機器を活用することにより介護従事者がやりがいを持ってサービス提供できる職場環境を実現するとともに、介護は人の手により提供されるといった基本概念を維持しつつロボット介護機器の活用による業務の

効率化・省人力化へとパラダイムシフトを支援」することが、今後のロボット技術展開戦略の重要な柱とされている。

とりわけ、高齢者の移乗や移動の支援、排泄支援、入浴支援、認知症患者の見守りなどの分野では、すでにロボット技術の導入が始まっており、現実は映画に追いつき、追いこそうとしている。

ロボット問題の視座

人間の代わりに看護や介護の重労働業務をロボットが行うことに対しては、否定的な意見が寄せられることも多い。倫理的に不正なのではないか、ロボットに介護されても幸福にならないのではないか、などである。しかし、「看護・介護の重労働業務」といっても看護や介護の業務は多岐にわたる。また、現在開発されている医療・介護用の「ロボット」も、人間が装着するタイプのものから小さな人型ロボットまで、多種多様である。そこで問題を明確化するために、看護・介護のどのような業務を、どのようなロボットによって置換することが予想されているのかを考えてみよう。

今述べたとおり、「ロボット」という言葉で人々が想像し、呼びならわしているものはさまざまある。そうした多様な「ロボット」という概念を包括する最も広い定義は、外界の情報を知覚する「センサー」、センサーに基づいて判断を下す「知能・制御」、そうした判断に基づき動作を行う「駆動系」という3つの要素を兼ねそなえた「知能化された機械システム[*2]」である。

それゆえ医療や介護への導入が期待される「ロボット」も、いわばこの3要素を併せもった機械であり、それぞれの分野で、それぞれ異なった姿かたちをしている。

例えば、患者・高齢者といえども1人の人間の体重は結構な重さであ

り、移乗・移動においてこうした人々を支えるナース・介護士には、重い身体的負担がかかっている。排泄や入浴の支援についてもその負担は同様である。とりわけ腰へのダメージは非常に大きく、腰痛は介護士の「職業病」とまでいわれている。

だがそこで、ベッドから乗降する高齢者を支える介護士が装着するアシストスーツ、一定程度自動的に障害物を避ける車椅子、排尿・排便を探知して自動的に吸引・洗浄する装置、などが施設に導入されたなら、こうした業務における負担は大きく軽減されることだろう。ここに挙げた機器はいずれも異なった機能を持つ異なった機械だが、いずれも「ロボット」と呼ばれている。

それではなぜ、多くの人々が看護・介護におけるこうしたロボットの使用を不安に思うのか。その理由を考えるため、上述の生活支援ロボットを「介護士の動作を補助するロボット」、「高齢者本人の動作を補助するロボット」、そして「完全に自立して動作するロボット」に分けて考えてみよう。

「介護士の動作を補助するロボット」には、腰への負担を軽減させるためのアシストスーツなどがある。これはコストや技術面での問題を除けば、看護・介護への導入に特別な問題はない。というのも、介護の主体はこれまでと同じ「人間の介護士」だからである。

「高齢者本人の動作を補助するロボット」には、同じく身体の補助をするアシストスーツや、歩行の負担を軽減させる支援ロボットなどがある。だがこうしたロボットは、むしろ高齢者自身が自主的な行動の範囲を広げるための道具だといえる。車椅子や歩行補助器に倫理問題がないのと同様に、こちらも問題はないだろう。

「自立して動作するロボット」に関しては、排泄支援のロボットや、認知症患者の離床・徘徊をセンサーで自動的に察知する見守りロボットなどが挙げられる。支援を受ける高齢者や患者本人、あるいはその家族

が納得している限り、これにも倫理問題があるとは思えない。見守りロボットに関してはプライバシーの配慮という問題はあるが、単なる監視カメラではなく、どの行動をモニタリングし、どの行動をプライバシーとして秘匿するのかを選択できることこそ見守りロボットの強みである。患者・高齢者のプライバシーを守りつつ、緊急の対応を行うためには、その積極的な導入が不可避であるとすらいえるだろう。

　もちろん対象となる患者・高齢者が嫌がっているのに施設側が無理やりロボットを押しつけるなら大問題だが、十分な説明と納得が得られた上での使用であれば、看護・介護でのロボットの利用に付随する倫理問題はほとんどないはずである。すると結局のところ問題は、患者・高齢者が納得ずみかどうかという、いわゆるインフォームド・コンセントに尽きるのではないだろうか。

真の問題

　冒頭で挙げた『老人Z』の主人公も、以上のようなロボットが看護・介護分野に導入される利点については認めるだろう。その上で、この主人公は、ロボットだけによる完全自動化された介護には足りないものがあるというはずだ。それは、他人とのコミュニケーションである。

　確かに、看護・介護の重労働業務をロボットで置換することそのものには問題がない。ただしその結果として、人間が看護・介護していた際に行われていたはずの患者・高齢者との会話やふれあいが大きく減少してしまう恐れがある。

　患者・高齢者が看護・介護に求めているものは、日常生活を送るための支援だけではない。そうした支援の際に生じる他人とのコミュニケーションや、誰かに配慮されていると実感できる感情の問題も、彼らが求めるケアの一部なのである。以上に挙げたさまざまなロボットは、確か

に高齢者の日常生活機能を支援し、患者の福利を向上させるだろう。しかしそれによって他人とのコミュニケーションが失われてしまうとすれば、そこに人々が懸念する本当の要因がある。

　真の問題は、看護・介護のすべてがロボット任せになってしまい、患者・高齢者から他人とのふれあいが失われ、彼らが孤独になってしまうということなのだ。

　だからこそ、ナース・介護士は、ロボット技術の導入で単純に負担が軽くなると考えるのではなく、1人ひとりの患者とのコミュニケーションに重点を置いた仕事を心がけなければならない。それゆえナース・介護士には、これまで以上に患者・高齢者への精神的ケアが求められるようになるだろう。

ロボットとのコミュニケーション

　ここまで論じた中で、あえて触れなかった種類のロボットがある。それは、小さな人型で一定程度の会話能力を備えたアミューズメント用ロボットや、精巧に動物を模したペットロボットである。

　こうした「ロボットらしいロボット」もまた、看護や介護の現場への導入が期待され、部分的にはすでに導入されている。例えば、ある高齢者介護施設ではレクリエーションの時間に小さな人型ロボットが登場し、レクリエーションの司会や、簡単な出し物をして入居者を楽しませている。動物とふれあうことによるポジティヴな効果を目的としたペットセラピーを、より安全なペットロボットを用いて代替する「ロボットセラピー」も、多くの施設が導入している。

　これらのロボットは、今まさに「人間が行うべきこと」だとしたコミュニケーションを、人間に代わって行っているといえるかもしれない。それゆえこうしたロボットにこそ、使用を控えるべき倫理的問題があるの

ではないかという疑問も生じるかもしれない。

　しかし、コミュニケーションロボットに関しても、患者・高齢者がそれらを「ロボット」として認識している限りなら、悪いものではないだろう。介護施設に入居する高齢者が、レクリエーションの一環としてロボットとのふれあいを楽しんでいる状況は、むしろ望ましいとすらいえる。なぜなら、入居者同士や、入居者とスタッフの間でコミュニケーション・ロボットといういまだ珍しい存在が頻繁に話題に上り、新たな会話を生み出すきっかけにつながることもあるからだ。

　「ロボットとのコミュニケーション」は忌避すべきものではなく、むしろ「他人とのコミュニケーション」を促進する役割を持ちうるのである。

　回避すべき問題があるとすれば、患者・高齢者がロボットを「本物の人間」であるかのように錯覚し、人間ではないロボットに対して、人間を相手とするような気持ちでコミュニケーションをとろうとする場合である。患者・高齢者がロボットを人間と誤解して話しかけているなら、それは誤ったコミュニケーションである。

　たとえ患者・高齢者本人はロボットとの対話で幸福を感じたとしても、それはロボットを人間と見誤ってしまうことで生じる幸福にすぎない。本人が誤解した状態でのみ得られるような幸福は、少なくとも誠実である看護・介護がめざすべき目標としては、ふさわしいものとはいえないだろう。

ロボットはロボットとして

　ロボットによる看護・介護には、原理的には重要な倫理問題はない。もちろん原理的には問題がないというだけで、今後実際にロボットが導入されていく中で、それぞれの施設で個々の問題は発生するだろう。例

えば、ロボットを嫌がる高齢者に対して無理やりロボット介護を押しつけることや、看護をロボット任せにして患者とのコミュニケーションが失われることは、当然ありうる重大な倫理問題である。

しかしそれは、看護業務をロボットで置換することそのものに付随する問題ではなく、ロボットで業務を置換する際に配慮しなければならない問題である。

最後にもう一度、アニメ映画『老人Z』の話をしよう。試験的に導入された介護ロボットZ-001号は、物語の中盤で暴走し、まるで人間のような人格を持つようになる。Z-001号はロボットでありながら、皮肉なことに、ロボットによる介護には愛情がないと訴えた主人公と同じように、厚生省の担当者を「愛のない看護が看護といえますか！」と叱責するのだ。

これはある意味で、ロボット介護の問題の真理をついている。今後さまざまなロボットが、看護・介護のさまざまな領域で、これまで人間が行っていた仕事を代替していくだろう。しかし、ロボットが「人間」を代替するわけではない。ロボットはあくまでロボットとして、看護・介護の現場に現れなければならない。

そして人間はあくまで人間として、ロボットとともにこれまで以上に看護・介護の仕事に励むべきである。

【文献】
*1　経済産業省：ロボット新戦略．2015．
*2　経済産業省：ロボット政策研究会中間報告書〜ロボットで拓くビジネスフロンティア〜．2005．

9の論点

1 看護・介護の現場でのロボット使用の是非は、利用者の同意と納得の有無による
2 人間にとって、配慮されているという実感が大切である
3 ロボット置換された看護・介護は、患者・高齢者を孤独に追い込む

　岡本氏はアニメ映画を議論の前後に配置し、看護・介護業務を担当するロボットを機能別に分け各々の問題を考察しました。ロボット置換の是非は基本的にはインフォームド・コンセントの問題に尽きると論じます。そして業務ロボット置換で生じうる最も重要な問題は、すべてがロボット任せになった場合に、患者・高齢者と他者とのふれあいが失われてしまうことだと結論しました。私も岡本氏の議論に同感です。やはりロボットはあくまでも人間による看護・介護業務の補助の役割であって、完全置換は好ましくありません。
　氏の紹介する物語の中でも、ロボットによる看護・介護には人間的な愛情が感じられないという危惧が紹介されました。確かにそのとおりで、我々は社会的存在として他者のポジティブな感情を望みます。しかし仕事として看護・介護に携わる者の患者・高齢者に対する感情は個人間の愛情とは異なる点があるでしょう。プロとして安定した感情表現が、クライアントに対して表出されることが重要だと思います。
　一方、個人的関係で介護をしている場合、介護者・被介護者間に生じる愛情を含む諸感情は生身であり、特に前者が疲弊した場合などは不安定になってしまうかもしれません。老老介護問題や虐待・放置の問題も無視できません。したがってロボットによる業務置換を導入することで、生身の介護者の心の余裕を維持することができれば大変好ましいと思いました。自分を忌み嫌う存在から看護・介護されるのは、ロボットだけとの生活より、いっそう孤独で絶望的ではないでしょうか。
　最後に、ロボット導入は医療現場に新しい医療機器を導入するのと同じで、安全性や利用者に対する利益が証明されなくてはなりません。

10

高齢出産希望者に対して出生前診断を行うことはよいことか？染色体異常があった時の選択的中絶と、一般的な人工妊娠中絶に違いはあるのか？

選択的中絶と障害者差別

和田和子

大阪大学医学部附属病院総合周産期母子医療センター　副センター長

「選択」を迫られる妊婦

　2012年8月、「妊婦血液でダウン症診断」という衝撃的な記事が全国紙1面トップで報じられた[*1]。新型出生前診断とも呼ばれるNIPT（Non-Invasive Prenatal Genetic Testing　無侵襲的出生前遺伝学的検査）は、妊婦の採血だけで、21番・18番・13番のトリソミー（染色体が3本あること）を検出できるというものである。99％というのは実は正しくないのだが、その後に続いた「妊婦の血液」「ダウン症」をキーワードとする一連の報道は、一般市民の出生前診断への関心を一気に高め、さまざまな議論を巻き起こした。

　高齢妊娠は、染色体異常児を出産する確率が高くなること、しかも胎児期に検査することが可能であることは、もはや一般常識といっても過言ではない。

　2012年の厚生労働省「人口動態統計」によると、我が国の第1子出産時の平均年齢は30.3歳であり、すでに30歳を越えている。全出生のうち約25％は35歳以上の高齢出産であり、決して特別なことではないといえる。周産期医療の現場にいると、高齢妊婦は出生前診断を「選択する」よりも、むしろ「選択させられている」と感じることは少なくない。

　NIPTが登場する前から、羊水検査は年間約2万件行われていた。NIPTは2013年の開始から1年間で約7700件施行された。我が国ではNIPTコンソーシアムが自主規制として検査を施行する施設を限定し、遺伝カウンセリング体制の整備など、適切な運用に向けた努力がなされている。今後はNIPTの治療目的の利用もありえるが、現実問題として、今は染色体異常検出がターゲットである。しかも検査対象疾患の拡大は時間の問題と考えられている。染色体異常が確定すれば中絶か継続かの選択肢があり、前者が圧倒的多数と思われる。

選択のプロセス

　羊水検査あるいはNIPTを受けることは、中絶するか妊娠継続するかを選択することである。

　後述するが、染色体異常胎児の人工妊娠中絶は、胎児殺しと障害者差別の二重の意味がある。妊娠継続は障害児と知っての選択であり、障害児を養育することに対して自己責任を持つことを明らかにすることでもある。検査を受けないという選択もある。授かった子に障害があろうとなかろうと生み育てるという選択である。高齢でリスクはあると知っていて、検査をせず、もし生まれた子が染色体異常児であった場合、これもまた自己責任と見なされるであろう。

　胎児の染色体検査を、いつ、なにを目的として、結果によってどのような行動を選択するかを、妊婦自身が理解し選択することは、倫理の原則である「自律」的選択の意味において、人生を倫理的に生きる生き方として正しいのではないだろうか。

　一方、高齢妊娠の場合は染色体検査をするものだ、結果が障害児であれば中絶するものだ、という漠然とした流れに乗って、葛藤なく出生前診断を行うことはよいことではない。倫理原則の「自律」は、選択するプロセスなしに認められるべきではない。

　2011年に日本医学会が公開した「医療における遺伝学的検査・診断に関するガイドライン」では、出生前診断について、「出生前診断には、医学的にも社会的および倫理的にも留意すべき多くの課題があることから、検査、診断を行う場合は、適宜遺伝カウンセリングを行った上で実施する」とされている。

　遺伝カウンセリングとは、同ガイドラインのなかで、「疾患の遺伝学的関与について、その医学的影響、心理学的影響および家族への影響を人々が理解し、それに適応していくことを助けるプロセスである」と述

べられている。出生前診断に遺伝カウンセリングが必要とされるのは、まさに検査を受けようとする妊婦に、「自律的に選択するプロセスが必要」だからである。

中絶の理由と障害に対する差別・忌避意識

　ヒポクラテスの誓いには、自殺幇助と堕胎に手を貸さぬ、と書かれてあることはよく知られているが、この誓いは過去のものとなった。一般的な人工妊娠中絶の理由を大胆に一言でいってしまえば、胎児より私（妊婦）の利益が勝るからであろう。通常妊娠を継続するのは、胎児が私と同じか私より大事だからである。
　私のほうが胎児より大事な理由は、おおよそ次のようなものと考えられる。
　①妊娠は想定外。
　②子どもを生んでもお金がない。今の暮らしが大事、今で十分。
　③今、子どもができると仕事や学業が続けられない。
　④親に、あるいは夫や彼に知られるとまずい。彼に知られると嫌われる。

　染色体異常があった時の選択的妊娠中絶の理由はどうか。
　①望んだのは染色体異常のない子であったから。
　②染色体異常の子を持つと育てるのが大変だから。
　③差別や偏見があるから。
　要は、私または私の家族のほうが、胎児より大事であることにかわりなく、望まない妊娠である点で、一般的中絶と違いはないとも考えられる。
　一般的な中絶と違いはないと述べたが、このもやもやした気持ちはど

こから来るのだろうか。例えば、3人目を授かったのは予定外であり経済的にも苦しいので中絶した場合と、染色体異常が判明したので中絶した場合を比較した時に、後者は圧倒的に重苦しく湿った感じがするのは、障害に対する差別・忌避意識を想起させるからである。

　染色体異常胎児の中絶は、「障害児は、生まれるより生まれないほうがよい」という排除の論理に基づくものである。どのような当事者の事情があろうとも、また、理解も同情も差別を助長させる。

　染色体異常は悪いもの、障害・病気は悪いものとする価値判断は「正義」に反するものである。障害児の中絶をした女性には心理的サポートが必要といわれているが、その行為が一人で抱えきれないほどの不正義であることの裏返しなのである。一般的中絶が年間約19万件も行われていることを議論せず、障害児の中絶だけを問題視するのはいかがなものか、という論もあるだろうが、しかし後者は明らかな障害者差別なのである。

結論

　高齢出産希望者に対して出生前診断を行うことはよいことか？
　カップルが、自律的な選択と意思決定のプロセスを踏んでいれば、人生を倫理的に生きる意味においてよいことである。このプロセスがなければよくないことである。そのプロセスをサポートする遺伝カウンセリングが大切、といわれるゆえんである。
　染色体異常があった時の選択的中絶と一般的な人工妊娠中絶に違いはあるのか？
　違いはある。両者ともに望まない妊娠、胎児殺しという点で一見違いはないようにも思えるが、前者はどのような事情があろうとも障害者差別であり、分けて論じるべきである。

＜補足＞
　医療技術は、私たちに立ち止まって考える暇を与えず進歩し、商業主義を伴って、さらに速度を上げて我々の社会生活に踏み込んでくる。特に出生前診断は、胎児の人格論というもう１つの命題をも巻きこんでいる。
　遺伝子の異常、障害、悪いものを出生前にあらかじめ排除することに抵抗がなくなれば、悪いものよりよいものを、やがてよいものよりもさらによいものを求めていく坂を滑っていくであろう。「滑りやすい坂」には「注意：滑ります」と張り紙をしたほうがよい。
　私たちの社会は、染色体異常児の中絶を、現状では仕方のないことと受け流しているように思われる。個々の事例への非難からはなにも生まれはしない。しかし、それを許していいのですか、と問い続けることはしていきたいと思う。人々は障害や病気を克服しようとするが、そのヒロイズムと、障害や病気は排除したほうがよいという価値判断は、一線を画するべきである。
　最後にもう１つ。我が国の乳児死亡率（１歳未満）は、出生1000あたり約２であり世界のトップ集団に位置する。2013年の乳児死亡実数は、わずか年間2185人である。出生数約103万、中絶数約19万に対して、である。我が国は、生まれてくれさえすれば、高度の医療をほぼ公費（保険診療）で提供できる社会を構築している。私たちは、小さいもの、弱者を大切にする文化を持っているのである。

【文献】
*１　読売新聞：妊婦血液でダウン症診断　国内５施設　精度99％、来月にも．2012年8月29日．

10の論点

1 高齢妊婦は出生前診断を「選択する」よりも「選択させられている」印象がある
2 人工妊娠中絶には、「私」（妊婦）の利害・関心が強く影響する
3 「滑りやすい坂」には「注意：滑ります」と張り紙をすべきである

　和田氏は無侵襲的出生前遺伝学的検査の現状を解説し、周産期医療現場から人工妊娠中絶および選択的中絶の問題を論じました。そして出生前診断を「選択する」「しない」の判断には自律の原則が活かされるプロセスが必須であり、遺伝カウンセリングが非常に大切だと述べています。また染色体異常があった時の選択的中絶には、その動機の根底に障害者差別が存在するため、母体保護法に基づく中絶とは倫理的観点からみて本質的に異なると主張しました。和田氏の結論に私も賛成です。

　我が国では無侵襲的出生前遺伝学的検査は臨床研究の枠組みで、適切な遺伝子カウンセリングを組み合わせて慎重に行われています。しかし氏が指摘するように、この新診断手法は日本の医療にすばやく浸透し、検査対象疾患も増えていくことでしょう。その意味するところは本検査実施件数の増加であり、陽性結果が出た場合の侵襲性のある確定診断検査施行であり、その結果が陽性だった場合の妊娠継続または中止の決断です。偽陽性も増えてしまうかもしれません。本人があとで振り返って後悔しない、同時に現在社会で生活する人々に大きな直接的害を与えないようなやり方で物事が進むことを期待します。

　医学と医療技術は、けっして進歩をやめないでしょう。科学技術の進歩にはお金がかかるため医学と企業とのかかわりは増々強くなるでしょう。ひとたび成功すれば開発にかかわった人々に多大な経済的利益をもたらすため、得する人がいる限り活動が止むことはありません。その進歩の副作用に注意が必要ですね。諸外国ではどうなっているのか、この種の検査導入のために人々の意識や選択的中絶に対する態度がどうなったかをみるのも有益かもしれません。

11

海外で移植を受けなければ我が子は助からないが、我が子を救うことは外国の子の生命を奪うことにつながりうる、という親の気持ちや葛藤を倫理面から考察してみよう。

臓器移植と二者択一

藤田みさお
京都大学iPS細胞研究所上廣倫理研究部門　部門長・准教授

改正臓器移植法

　2009年7月13日の午後、私は（勤務中だったが）イヤホンをしてずっとインターネット中継を見ていた。参議院本会議での「その瞬間」をどうしても見たかったのである。1997年に施行された「臓器の移植に関する法律（臓器移植法）」は、法律上、施行後3年を目途に検討を加え必要な措置を講じることになっていた。実際、施行後にはさまざまな問題も指摘されていた。しかし、こうした問題を見直すべく提出された法案は、その時々の政局等によって、審議が進まなかったり、廃案になったりしていた。それが、10年以上も経って初めて改正されようとしていたのである。

　電子投票による採決は、あっけなかった。提出されていた3つの法案のうち、当時A案と呼ばれた法案が、あっという間に可決・成立した。このこともまた、政局と無関係ではなかった。ちょうど政権交代前夜である。法案が衆院を通過したあと、わずか1カ月あまりで採決に至った背景には、迫る衆院解散前に何とか採決を行い、廃案を避けたいという思惑があったともいわれている。臓器移植を受けたくても受けられない患者や家族、状況の改善に奔走してきた医療従事者やその他の関係者、政策立案者等が、どれだけ尽力してもなかなか変わらなかった法律が、社会が大きく動いていくタイミングの中で、見る間に改正されていくことが、当時、非常に強く印象に残ったのを覚えている。

　成立したA案の主な改正点のうち、本稿に関連の深いものをあげると、①臓器提供者（ドナー）本人が拒否を表明していない限り、書面による家族の承諾があれば臓器提供が可能になったこと、②書面による家族の承諾があれば、15歳未満の子どもからも臓器提供が可能になったこと、の2点である。改正前の臓器移植法では、本人と家族の両者から書面で同意を得なければならなかった。

書面での意思表示が有効と見なされるのは、民法上の遺言可能年齢である15歳以上とされている。この考えに基づくと、本人の意思表示を必須とする以前の臓器移植法下では、15歳未満の子どもはドナーになれなかった。結果、成人の大きな心臓を移植することができない、10歳以下の身体の小さな患児は、国内で心臓移植を受けることができないという状況が、長らく続くことになった。

我が子を救うために海外渡航する親の気持ちや葛藤

　日本で心臓移植を受けられない場合、身体の小さな患児にとっては、海外に渡航して移植を受ける以外に、生命が助かる方法はない。海外渡航による移植に必要な費用は1億円を超えることもあり、大部分は募金に依存せざるをえない。渡航移植の必要な患児を持つ親の気持ちは想像を絶するが、例えば、我が子が助かるかもしれないという希望や、支援者の励ましに応えようという感謝や責任、「本当に集まるのだろうか」「こんなことをしていいのだろうか」という不安や罪悪感、我が子の病状が進行することへの焦りなど、さまざまな感情を経験することが推測される。マスコミ等を通じた募金活動は、真意が正しく報道されないいらだちや、心ない人からの誹謗・中傷による傷つきにつながることもあるだろう。

　目標額の募金が集まり、病状が必ずしもよいとはいえない中、たとえ無事に海外渡航が実現したとしても、親として多くの労苦や負担を経験することが予想される。言葉が通じず、身寄りもほとんどいない異国の地で、異文化に適応しながら我が子の闘病を支えることは、筆舌に尽くしがたい経験であろう。日本に残した家族がいれば、心配も募ることだろう。さらに、脳死ドナーはいつ現れるかわからない。そのため、いつまでにという先が見えない中で、待機生活を送り続けることを余儀なく

される。親として、早く脳死ドナーが現れてほしいと願う気持ちはごく自然で当然の感情だが、一方で、我が子と同じ年代の子どもの死を待っているかのように思えて、罪の意識や葛藤を覚えるかもしれない。

　海外で移植を受けなければ我が子は助からないが、我が子を救うことは外国の子どもの生命を奪うことにつながりうる。ここでいう「外国の子どもの生命」とは、脳死ドナーとなる子どもの命だけを指すわけではない。渡航先の海外でも、多くの患児が心臓移植を待ちながら、同じように闘病生活を送っている。その国の患児や親にしてみれば、海外から来た患児が脳死ドナーから臓器提供を受けるということは、自分たちが移植を受けるチャンスが奪われることを意味する。次の移植を待つ間に、病状が進んで助からないことだってあるだろう。仮に、同じことが日本で起きたとすれば、移植が必要な患児を持つ親の立場に立った時に、私たちはこのことを受け入れられるだろうか？

　待機患者を登録し、脳死ドナーからの臓器提供を増やし、迅速かつ公平に提供臓器を配分するというシステムは、各国が議論を重ね、法律をつくり、国家予算を投じて構築している場合がほとんどであろう。希少な移植機会を他国の患児に奪われ、助からないとすれば、その国の患児や親にとっては、非常に理不尽で不公平に思えるかもしれない。他方、日本の患児や家族にとっては、別の国に生まれていれば、自国で心臓移植を受けられたかもしれず、上記のような労苦や負担を経験する必要もなかったかもしれない。そのことは、理不尽で不公平ではないのかという見方もできる。どちらの言い分ももっともであり、誰にとっての「幸福（救命）」や「正義（公平性）」を優先させるのかという立場の違いが、倫理的な葛藤へとつながっている。

国際社会の動向と日本の現状

　実際、移植を必要とする患者の数に対し、提供臓器の数が圧倒的に足りないことは、日本に限らずどの国にとっても深刻な問題である。15歳未満の子どもがドナーになれない等の状況を改善しないまま、日本の患者が他国で臓器提供を受けることは、国際的にも長らく批判されてきた。2008年、国際移植学会と国際腎臓学会は「臓器取引と移植ツーリズムに関するイスタンブール宣言」[*1]を公表し、以下のように国際的協力を呼びかけた。

　「国や地域は、自国あるいは近隣の協力の基に、臓器を必要とする者のために必要な数の臓器を確保し、臓器提供の自給自足を達成するための努力をすべきである」

　「国外患者への治療は、それによって自国民が受ける移植医療の機会が減少しない場合にのみ許容される」

　こうした国際社会でのプレッシャーも、臓器移植法の改正を後押ししたといわれている。

　では、改正臓器移植法が施行された2010年以降、状況は改善したといえるのか。実は、10歳未満の患児に限っていえば、国内での心臓移植はいまだ2例しか報告されておらず、年間2〜4名が渡航する実態は以前と大きく変わっていない[*2]。一方で、イスタンブール宣言後、欧州やオーストラリアでは外国人患者の受け入れを中止しており、状況はますます厳しくなっている。アメリカには「5パーセントルール」と呼ばれる外国人患者の受け入れ枠がある（脳死ドナーの約5パーセントは外国籍のため）。しかし、その大部分を日本人が占めるとすれば、当然、批判も生じるであろう。

葛藤を解消するような問いを持つこと

　本稿で扱ったような倫理的葛藤を考える場合、我が子の生命を助けるか、外国の子どもの生命を助けるかという問いを立て、二者択一しようとすると、たちまち行きづまることになる。生命という観点からいえば、どちらも同じように大切であり、選ぶことは容易ではないからである。重要なのは、二者択一を迫るような問いから少し離れて、葛藤を解消するような問いをできるだけ明確に持つことであろう。
　日本で15歳未満の脳死ドナーを増やすためには何を改善すべきか？乳幼児の心臓移植ができる国と日本のシステムでは何が違うのか？
　これらは問いのほんの一例である。読者にはぜひ、さまざまな問いを立て、調べたり考えたりしながら、この続きとなる考察を深めてもらいたい。

【文献】
*1　国際移植学会（翻訳 日本移植学会アドホック翻訳委員会）：臓器取引と移植ツーリズムに関するイスタンブール宣言．2008.
　　http://www.asas.or.jp/jst/pdf/istanblu_summit200806.pdf
*2　日本心臓移植研究会：国内の心臓移植の現状．2014.
　　http://www.jsht.jp/registry/japan/

11 の論点

1 法や制度の改正は、社会的な動きに強く影響を受ける
2 幸福と正義の問題は、誰の立場や利益を優先させるかで、解答が変わる
3 二者択一から離れて葛藤を解消できる方策を考えないと、利害対立は続く

　藤田氏の論考は、改正脳死移植法成立から始まり、我が子を思う親の心理——希望、感謝と責任、不安と罪悪感、我が子の死への恐怖——を隈なく描き、海外で移植を待つ困難さを伝えます。その上で、カウンターパートである渡航先の国で移植を待つ子どもとその親の立場から、日本人の海外渡航移植の問題を論じ、利害が真っ向から対立する関係者の倫理的葛藤の解消の困難さを明らかにしました。そして葛藤自体を解消できるような問いを立て考えることが重要だと結論します。私も氏の主張が最も現実的で建設的なものだと思いました。
　自分の子どもの命という親にとっては何よりも大切なものを巡る葛藤は、容易に解消できるはずがありません。「我が子の生命を助けるか、外国の子どもの生命を助けるか」という二者択一で考えると確かに思考が展開できなくなりますね。この問いですと、反射的に本能で我が子の命を助けると答えてしまいそうです。このあたりが私の倫理的想像力の限界でしょうか。
　「日本の子どもの生命を助けるか。渡航先の国の子どもの生命を助けるか」と問うと、もう少し正義について考えながら返事ができそうです。国の違いは倫理的に重要な違いであるという見地に立ち、かつ外国よりも日本のほうが大切という考え方でいけば、やはり前者を助けるという結論が出てくるでしょう。
　では、親にとって子の命は、親がどこの誰でもまったく同様に大切で、子どもが死ねば自分同様に絶望すると想像すると、少しだけ自分の子どもさえよければとは思えなくなってきますね。やはりルールに基づいた公正な行為が必要でしょう。固有名詞を外して、第三者的視点から問題を考えることが、簡単ではなく困難ですが、大切なのではないでしょうか。

12

認知症高齢者が事故を起こした場合、誰が賠償責任を負うのか？

被害者の保護と家族負担の軽減

山崎祥光

井上法律事務所　弁護士

高齢者割合の増加がいわれる中、認知症高齢者の徘徊や高速道路逆走、鉄道線路への侵入などが起きている。このような高齢者の行動から不幸にして事故が起き、人的物的被害が生じるケースもあるが、被害者が負った損害を誰がどのように負担すべきであろうか。今回、非常に示唆的な事例の訴訟について地裁及び高裁の判断が出ているので、これをもとに考えてみたい。

認知症患者に関する損害賠償請求の法的枠組み

1) 前提

　まず、認知症患者に関する損害賠償請求の法的な枠組みについての前提を認識する必要がある。裁判所の法的な判断においても、被害者と加害者、家族の間のバランスをとることが重要であるが、既存の制度や法律をまったく無視した「大岡裁き」となっては、ルールの安定性が失われ、法治国家ではなくなってしまう。あくまでも法律の条文に基づき、これまで積み重ねられた裁判例や解釈を踏まえた判断をする必要があり、法律の内容を超えた解決が必要な場合、立法により解決しなければならない。

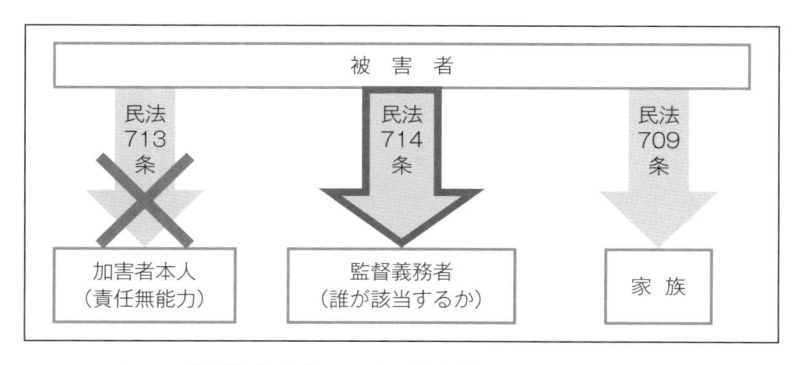

図1　責任無能力者に関する被害者からの損害賠償請求

2）責任無能力者は賠償責任を負わない

　認知症高齢者の事故の際に重要なのは、加害者本人が責任無能力であれば損害賠償責任を負わないことである（民法713条本文。ただし、自動車事故の場合には民法の特則である自動車損害賠償保障法により責任無能力者も損害賠償責任を負うとの裁判例がある）。責任無能力が免責される根拠は、政策的に、法の命令・禁止を理解しえない人間の責任を問わないこととしたともいわれる。

　なお、責任能力の有無はおよそ12歳程度の能力が境目とされている。後述の事例では、A本人は認知症で徘徊が見られ、線路に立ち入ってしまう状態であり、責任能力がないと判断される可能性が高い。このため、A本人は損害賠償責任を負わないことを前提に検討する。

3）監督義務者の重い責任（民法714条1項）

　責任無能力者は法的責任を負わないが、その加害行為により被害を受けた者は、いわれなく損害を受けており、原則として損害を負ったことに自身の責任はない（ただし、交通事故のように、被害者自身の過失を考慮して過失相殺し、損害を減額することはありうる）。

　例えば、本件の事故で乗客に被害が出てしまった場合を想定すればわかるように、認知症高齢者の事故で被害を受けた者は常に損害賠償請求ができないとの結論も不当である。

　このため、被害者保護の目的で、民法では責任無能力者の法定監督義務者がその監督義務を根拠に責任を負う制度となっている（民法714条1項及び2項）。そして、この監督義務者の責任は容易に認められ、監督義務者の反論が認められづらいことから、実質的に無過失責任に近いともいわれている。

　具体的には、一般的な不法行為では過失と因果関係の存在につき損害賠償を行う者が立証すべきところ、監督義務者は、監督義務を怠らなかったことや監督義務を怠らなくても損害が生じたことを立証しなければ免

責されず（714条1項但し書き）、免責の立証は非常に困難である。ただし、「法定の監督義務者」が誰であるのか、また「監督義務」の内容がどのようなものであるのかについては、解釈は確立しておらず、今回の判断のポイントとなる。

4）家族の一般的な不法行為責任（民法709条）

なお、高齢者の家族や高齢者が入所している施設管理者・職員に対しては、通常の不法行為（民法709条）に基づく被害者からの損害賠償請求が認められうる。この際にも監督義務等の過失が問題となるが、民法714条の責任と比較すると、求められる監督義務のレベルは低く、かつ立証責任は被害者にあるので、請求が認められる可能性は低下する。

裁判例の概要

事案	認知症の91歳男性Aは、自宅で妻B（85歳、妻自身も要介護1）と二人暮らしで、二人の子どもらが近所に住み介護をしていた。Aは進行した認知症で、事件までに2回自宅から無断で外出して行方がわからなくなったことがあった。事件当日、Aは福祉施設から帰宅し、妻Bと長男の妻とお茶を飲んでいたが、長男の妻がAの排尿の片づけをし、Bがまどろんでいる間にAは自宅を出てしまった。すぐにBら家族はAを探したが発見できず、Aは近隣の線路内で通過電車に接触して死亡した。Aとの衝突により損害を受けた鉄道会社が遺族らに対して損害賠償を請求した。
地裁	名古屋地方裁判所平成25年8月9日判決　事件番号平成22年（ワ）第819号 損害賠償請求認容（約720万円）

主体	条文	義務の内容
長男	714条2項代理監督者 ○A介護の方針を判断決定する立場、Aの遺産の重要な部分を相続していることなどから、監督義務者等と同視しうる「事実上の監督者」に該当	「監督義務を怠らなかったとはいえない」 ・自宅出入口センサーの電源が切られたままであったことから徘徊防止のための適切な措置が講じられていなかったといわざるを得ない

			・介護保険福祉士の資格のある家族の訪問頻度を増やすよう依頼したり、民間ホームヘルパーを依頼したりする対策を取るなどの措置を講じていない
	妻	709条一般不法行為	・自宅の内外部に開放されている場所でAと二人だけの場合、Aの動静を注視した上、一人で外出して徘徊しそうになった時は、自分で制止するか付き添って外出するか、又は他の家族に伝えるなど徘徊を防止するための適切な行動をとるべき注意義務があった
高裁	名古屋高等裁判所平成26年4月24日判決　事件番号平成25年(ネ)第752号 損害賠償請求一部認容(約360万円。鉄道会社側の過失相殺を認めた)		
	主体	条文	義務の内容
	妻	714条1項監督義務者 ○精神保健福祉法20条保護者 ○民法752条夫婦間協力補助義務の一環としての身上監護義務	・出入口センサーを作動させるという容易な措置を取らずにいたことは、徘徊する可能性のあるAに対する一般的監督として十分でなかった点があるから、監督義務者として監督義務を怠らなかったとまではいえない。
	長男	714条1項監督義務者に当たらない。 ○後見人選任されていたわけではない ○民法877条1項血族間扶養義務のみ	義務なし

監督義務者は誰か？

　民法714条の監督義務者もしくは代理監督者は、あくまで法律的に誰が損害賠償責任を負うか、という点についての判断である。しかし、

超高齢化・少子化社会となり、嫌ないい方をすれば社会的に誰がどうやって高齢者の面倒をみるか、という点と密接に関連している。

　少子高齢化と核家族化に伴い、特に認知症高齢者の介護は家族にとって大きな負担となり、家族だけでこの役割を負うことは困難である。しかし、介護サービスにも制約があり、十分とはいいがたい。

　精神保健福祉法20条の保護義務者は精神障害者の保護者を定めたものであったが、「家族の高齢化等に伴い、負担が大きくなっている等の理由」から、平成25年の法改正において保護義務者制度そのものが廃止されており、旧来の「家制度」的な発想は後退し、家族による監督・保護の限界を認めて家族の責任が緩和される方向にあるといえる。

　まず、妻については、精神保健福祉法上の保護者としての義務は、同法が改正された現状では責任の根拠とならないこと、夫婦としての協力補助義務があるとしても妻自身も85歳と高齢かつ要介護状態であったことから、重い責任を負わせることは酷であるといわざるをえない。仮に監督義務者の立場にあるとしても、後述の監督義務の内容を緩やかに解するべきで、「現実に履行不可能な義務」を課すこととなってはならない。

　次に、長男については相続による経済状況や介護における中心的立場もあるが、法律上無過失責任に近い責任を負わせるのは、やはりそれ相応の根拠が必要である。高裁が判断したように親族間扶助義務（民法877条1項）のみでは責任として弱い。かつ、家族も介護を積極的にやりたがらない状況もある中、積極的に介護に参加した家族がその見返りに重大な責任を負うのは公平とはいいがたい。そればかりか結果として、家族での介護はできるだけ避けるという状況すら生み出しかねない。

監督義務の内容

　家族が法律上負う監督義務の内容がどのようなものか、という点は社会に対しても、現在実際に介護に励む家族にとっても、強いメッセージ性を持っている。その中で、「現実に履行不可能だ」と感じる監督義務が課された場合、介護に励む家族にとっては、「もうやめよう」という気持ちになるし、その中で踏みとどまって介護を続ける真摯な家族たちが選択的に損害賠償の責任を負うという極めて理不尽な状況をもたらす。

　後方視的に見れば、ある1時点のみ注意していれば事故は防げたかもしれないが、介護をする者にとっては、ある意味24時間365日同様のレベルの注意義務を果たさなければならないとのメッセージを発していることに注意が必要である。本件で地裁が妻につき民法709条につき負うとした義務は、いくつかの条件はあるものの、「自分自身で夫を絶え間なく見張れ」という内容で、85歳という妻の状況を考えると、まさに「現実に履行不可能」といわざるを得ない。

　出入口にあったセンサーを作動させていなかったことから損害賠償を認めたことについては考慮の余地があるが、後方視的な判断は排除すべきで、事故発生までは A は徘徊のみで危険行動はなかったことを踏まえると、やはり過大というべきであろう。ただし、民法714条における判断は無過失責任的であり、この程度では免責を認めないのが一般的でもあることから、監督義務者に当たるか否かの判断も重要である。

補償制度の不存在と政策的な保護の必要性

　今回の被害者は鉄道会社であり、請求された損害額は720万円であることから、鉄道会社が訴訟提起したことはいかにも過大にみえる。し

かし、裁判所の事実認定によればAの遺産は預金だけで5000万円以上あったことから、遺族にとって経済的には過度な負担はないようである。

その上、一歩間違えば、本件でも人的被害が出ていたかもしれない。その場合に、被害者が誰からも賠償や補償が受けられないのは妥当でないし、加害者に十分な資産がある場合は不公平であることは否めない。逆に加害者に資産がなければ遺族の負担が大きく過酷な状況となりかねない。

また、犯罪被害者給付制度という国家による被害者救済制度もあるが、この制度は「人の生命または身体を害する罪に当たる犯罪行為」が対象だが、補償額も限られる上、過失による場合は除くため今回は対象外と考えられる。他に責任無能力者の加害行為に関する補償制度は現時点ではない。

被害者と加害者・家族の間でのバランスをとるには、民法714条による責任は制限した上で、加害行為が存在する場合には加害者自身の損害賠償責任を認める範囲を拡大する、政策的に高齢者事故被害者への補償制度を整備する、民法714条による責任が残るのであれば家族を事故保険などでサポートするなど、新たな制度による保護が必要であろう。そのためには、今後予定される最高裁判決を踏まえて、政策的な対応が必須である。

結語

本件での裁判所の判断、特に最高裁の判断は社会的に非常に大きな意味を持つ。仮に家族に現実的に履行が不可能な義務が課されれば、どのような反応が起きるであろうか。おそらく、介護現場からの逃散や、防衛的な対応の連鎖が生じ、高齢者は自宅から施設に追われ、もしくは日常的に居室を施錠され、ひどくすれば日常的に拘束されることもありう

るだろう。このような状態が高齢者本人にとっては人権侵害であることはいうまでもないし、家族にとっても、介護にたずさわる人間にとっても不幸なことである。

　社会の変遷とともに、民法714条の監督義務者等の重い責任は、時代にそぐわないものとなってしまっているだろう。今後の最高裁判決に注視が必要であり、その内容によっては、被害者の保護と家族負担の軽減のために政策的な解決が必要である。

12 の論点

1 　加害者が責任無能力者の場合、監督義務者が責任を負う
2 　誰が監督義務者で監督すべき内容は何かについては、考慮の余地がある
3 　本件に対する最高裁判決の内容によっては、被害者保護と家族負担軽減のために政策的解決が必須である

　私は法律について論じる立場にはありませんので、法曹・山崎氏が展開する厳密な議論を読んで非常に感銘を受けました。今回の裁判事例では介護に取り組んでいた家族に責任があるという判断になったら、いろいろな意味で大変だなと個人的に思っていたので、氏の「責任を負わせることは酷」という表現は実にしっくりきました。医療現場の倫理を考えるにあたって示唆に富んだ見解が何点もありましたので、以下に取りあげます。
　第一に、ルールには安定性が必要なこと。同様なことが倫理ガイドラインや現場の規則にも当てはまります。突然に突飛な決まりができたら現場は混乱しますし、朝令暮改ではルールに対する信頼が損なわれるでしょう。他方、社会のあり方が激変したり医療現場の考え方が大転換したりした時には、ルールの安定性と新奇性のバランスが問題になるかも知れません。
　第二に、最高裁の判断は社会的に非常に大きな意味を持つこと。医療現場で医療倫理関連教育をしていて、しばしば社会的・法的な裏づけがない倫理的見解に言及しますが、こんな時の医療専門職の反応はかんばしくありません。しかし「これは最高裁判決ですよ」というと彼らの目の色が変わります。2000年のエホバの証人信者への輸血に対する判決がいい例でしょう。不思議なことに、今の我が国では宗教的輸血拒否だけは容認される傾向にありますが、ほかの治療拒否にはまったく当てはまりません。
　第三に、適用できる法律がない場合にはふさわしい法律をつくるべきであること。確かにそうですね。医療現場にも法的に明確化してほしい領域がけっこうあります。異論はあるのは承知ですが、早く生命維持停止に関する法律を定めてもらいたいと思っています。

13

地震などの災害時に、日常の倫理観は通用するのか？

災害時における正義

戸田聡一郎
京都大学大学院医学研究科　助教

2011年3月11日に発生した東日本大震災は、何度も言及されるように、まさに日本史上において未曾有の自然災害であった。地震と津波、福島第一原発事故という3つの災害がほぼ同時に東北・関東地方を襲った。その悲劇は、もはや本稿に記すまでもなく、直接・間接的体験にかかわらず同時代の私たちの心をえぐるようにして迫ってくるものである。と同時に、この悲劇から生まれた教訓を、この災害を体験していない後世の人々に伝えていかなければならない使命を私たちは背負っている。将来同じようなことが起こった際には、同じ悲劇を繰り返してはならない。復興は雇用を促進するだけの巨大なビル群の建設ではない。私たちの心の未来が安寧であり、しかし災害に強い人間的つながり・物理的つながりを回復した時に、私たちは本来の復興へようやく歩を進めたことになるといっていいだろう。

　震災から4年経過した現在においても、いわゆる「被災地」があり、「被災者」がいる。日本社会においては、もはや何度も聞かされて、人々の心に響かなくなっているかもしれないが、それらは確かに存在する。この「被災者」といういわば「例外者」に、自然科学あるいは社会科学の研究者が注目するのはごく自然なことであろう。研究とはいつもオリジナリティという例外状態を世に問うことであり、その蓄積が豊穣な知見となり、学問を体系化する。

　その意味で、被災地においてどのように研究するべきか、そして研究の際の「倫理的条件」とは何であるべきか、という価値判断が求められることになる。ここにおいて、「例外状態、あるいは非常事態」の「倫理」の重要性を議論する必要性が現出する。例えば被災者という「脆弱性（vulnerability）」を持つ人々を、「次世代のために」とはいえ、どこまで研究参加させてよいのか。

　本節の表題「地震など災害時に、日常の倫理観は通じるのか？」という問いかけは、まさにこのことを議論する契機となるだろう。しかし、

その前に1つの難問に挑まなければならない。それは「日常の倫理観」とは何か、という疑問である。一見するとパラドキシカル（逆説的）にみえるかもしれないが、ここで重要なのは、「日常の倫理観」を考えるにあたって、「非日常の倫理、つまり例外状態・災害に対する倫理」を特定化することにより、その補集合としての日常の倫理の輪郭が捉え返される、ということであろう。

だがそうはいっても、非日常の倫理をどのレベルで、どのような分野において語るべきか、という問題は依然として難しい。そこで本稿では2つの問題提起を幅広く設定し、上述の作業を行ってみたい。
① 災害時における、研究活動と地域社会の復興における適切な倫理とは具体的にどのようなものか。
② 被災地における正義とは何か。例えば熟議民主主義の考え方は議論の助けとなるか。

という2つの問題である。以下、順に考察を行っていく。

災害時における適切な倫理観とは何か―時間軸を中心に考える―

（自然）災害の被災者は何を必要としているか。それに呼応する形で私たちの倫理観も変容していくだろう。そのためにはまず、災害を全体として俯瞰し、時間軸にそって考える必要がある。その時間軸を、「急性期」「受容期」「復興期」「寛解期」の4つに仮に定めたい。

急性期では、災害によりライフラインや自宅を失った多くの避難者・被災者がいる。当然、メディア等もこの非常事態について多くの取材をし、多くの社会的関心も集めるだろう。この時、被災者でない私たちの「倫理的な」行動としてすぐに思い浮かぶのは、救援物資を送ること、募金、諸々のボランティア活動などである。

これらが本当に被災者の迷惑でない形で行われているかどうかは議論

のあるところだが、直観的に、私たちはこれらを「善い行動」として評価する。これらの活動が被災者にもたらす利益を、「即時的利益（immediate benefit）」と呼びたい。

　続いて、受容期においては、私たちは被災者の心の側面に着目しなければならない。この時期は、彼らが理不尽な物的・心理的被害を受けたこと、あるいは大切な家族や友人を失ったことを自ら受け入れ、次なる未来へと生きようとする活力を取り戻す、重要な時期である。

　しかし、この時期になるとマスコミ等からの社会に対する発信の数は劇的に少なくなる。実際、本年に起きたネパールの大地震についても、発生当初は多くのメディアで被害状況が報告されたが、現地の人々が復興に向けそのきっかけをつかむ受容期になると、それが大きなニュースとして扱われることはなくなり、受容期の被災者の実情について私たちが知る由は事実上なくなっている。

　ここで次のように問うてみよう。私たちは「本当に被災者に対する興味を失ってしまったのか」、または「報道されればもちろん被災者の心のケアについての活動を始めたいが、単に被災者の心痛を知る機会が奪われているのか」。この内在的もしくは外在的な無関心の根拠は受容期において重要であり、深く議論されるべきである。現在のところ、東日本大震災の被災者の多くはこの段階で苦しんでいるようにもみえるが、次なる復興期に向けた取り組みが多数行われているのも事実である。

　その復興期においては、心的・物的・経済的な再建が図られる。東日本大震災を例にとれば、住民の高台移転などがあげられよう。ここでのキーワードとして、レジリエンス（resilience：復活力）と、ソーシャル・キャピタル（social capital：社会関係資本）とをあげたい。どちらの用語も定まった定義があるわけではないが、本稿では以下のような意味でこれらを議論することとする。

　確かに、大きな（自然）災害は、不可逆的に人的・物的被害をもたら

し、そこから自力ではい上がるためには、被害の理不尽さのみならず、激変してしまった人間関係を受容する、という心的痛みを伴わなければならない。そのような個人内（間）での社会基盤を中心とした復活力と、人間関係を再構築する個人もしくは社会制度の能力全体を「レジリエンス」と呼ぼう。

　現在のインターネット社会にあっては、急性期のレジリエンス——救援物資やライフラインの復旧——は迅速かつ的確に構築されつつある。しかし、被災者の心の側面に焦点を当てるべき受容期・復興期においては、レジリエンスを確実に保証できる社会システム・制度はまだ整っていないとみるのが妥当である。

　日常において被災者を目の前にした時、普通の人と同じようにみえるのは当然であろうし、「頑張ろう日本」などのありふれたキャッチフレーズは、被災者を含む国民にとって、もはや形骸化しているといえるかもしれない。被災者は、家族や自分自身で受容期における難しい作業——心の再建——に挑まなければならず、その作業の困難さ（社会的支援制度の未整備、その重要性における社会的認知の低さ）を考えると、彼らは被災から時間を経るほどに無自覚に脆弱性を増した個人になる可能性がある。

　このように悲観的な予測をすることも可能であるものの、その予測根拠は定まっていない。この不確かなレジリエンスを評価する１つのツールが、ソーシャル・キャピタル（社会関係資本）である。人間関係のネットワーク、信頼関係を資本とみなす、というこの考え方は、当該個人が「どんな情報や資源を知っているか」よりもむしろ「誰をどれだけ知っているか」を重視する。

　個人のソーシャル・キャピタルを考える際には、その人が何人と親交関係にあるか、というだけの評価は行わない。大切なのは、どのようなコミュニティに属し、そのコミュニティとどのような結びつき（tie）

を持っているか、を評価することである。換言すれば、特に被災後の個人レベルの復興状態を調査するためには、単に経済的な尺度を調べるだけでは実情をつかみきることはできない。むしろ、「被災者」から普通の市民へと戻るために、どれだけ精神的な人とのつながりがあるかが重要となる。[*1]

　続いて、被災地において復興を経て到来するであろう寛解期について言及する。被災者の心の再建、および物的再建が行われたあと、考えるべきことは何であろうか。

　例えば、現在の神戸がそうであり、もっと長い目でみれば、関東大震災を経験している東京および首都圏も、寛解期にある、といってよいだろう。そして、次のことは明白である。

　実際に次なる災害が起こった時に、過去にこのような災害もあった、と思い出すだけでは私たちは最初の災害から何も学んでいない。しかしそうはいっても、震災後神戸に移り住んできた市民たちのみに対して、教訓を活かした対策を練り上げることを要請するのは合理性に欠ける。そこで重要になってくるのが、さまざまな立場の市民が対話を重ねること——つまり「熟議（deliberation）」である。次節ではこの熟議について述べ、特に寛解期においてこの作業が必須であることを示したい。

災害時における正義　熟議民主主義の可能性

　日常の倫理を具体化、あるいは原則化しようとする試みは、とりわけ医療分野においては、何度も行われてきた。

　現在も改訂が重ねられているなかで通底する概念として、（患者・研究対象者の）自律の尊重、（医療提供者等の患者に対する）善行、（医療資源の分配等における）正義、の3原則があげられる。これらは生物医学研究において戦後から守られてきた原則である。このうち、被災地に

おいては、とりわけ正義の問題がクローズアップされることが多いといえよう。

急性期においては、救援物資をどのように分配すべきかという問題があるし、受容期においては、いかに個人の人格的保全（personal security）、および地域社会的保全（communal security）を保証するか、という問題があり[*2]、これらには正義原則を考慮に入れた議論が必要である。

以上のような問題を考える際に重要になってくるのが「熟議民主主義（deliberative democracy）」の考え方である。以下にその理由を述べよう。

近代の民主主義社会においてはただ1つの実体的な共通善は存在しないことと、道徳の領域と政治の領域とが分離されているということが、個人の自由にとってまぎれもない利益をもたらしてきたことは間違いがない[*3]。規範を統合するような1つの道徳体系は存在しない、ということは、一般市民にとっても受け入れやすいものである。しかし、この考え方は、熟議民主主義との親和性が弱い。何が正しいか、文字通り「熟議」を重ねたところで、「ただ1つの共通善」はないのだから、有益な結論が出るとは思われないのである。

そのような反論に対しては、次のように答えることができよう。たとえ熟議の内容が各市民の自己利益を中心に考えられるものであっても、各個人の理性が、他者の観点を考慮に入れることができれば、人々は反省的選好（reflective preference）を用いながら最終的には合意形成することができる、と。

そのためにはもちろん、選好の幅をあらかじめ定めておく（極端な右派に走らないなど）必要があるが、選好の変容に対する制限が共通理解として存在する場においては、熟議民主主義が可能であり、特に被災者にとっては、熟議を経た倫理的合意を地域社会とともに実践することは、

政治的にも倫理的にも納得のいくものであると考えられる。特に受容期以降において、この合意形成は、地域復興に向けて、必須であり、かつ被災者の物理的・心理的復興にとっての強力なツールとなりうることを強調しておきたい。

　さらに付言するならば、「市民の参与」という言葉が、かけ声だけに終わらないようにすることは、被災者ではない私たち市民にとって当然の倫理的義務であろう。

　被災者（特に急性期における被災者）にとっての即時的利益、という用語に触れたが、熟議・熟慮を通しての利益は、「長期的な利益」に資する結論と接続する。私たちが潜在的に持っているレジリエンスに復興の拠り所を求める—1人ひとりのレジリエンスは弱いとしても、重なりあう合意によって復興への道筋をつくり上げていくこと—本来の民主主義の役割には、そのことが含意されているはずである。

【文献】
*1　D・P・アルドリッチ：災害復興におけるソーシャル・キャピタルの役割とは何か—地域再建とレジリエンスの構築．ミネルヴァ書房．2015．
*2　Bacon and Hobson：Incorporating natural disasters into the human security agenda. Human Security and Natural Disasters. Routledge. 2014.
*3　田村哲樹：熟議の理由—民主主義の政治理論．勁草書房．2008．

13の論点

1 被災者のニーズに呼応する形で、私たちの倫理観も変容する
2 被災地の復興にはソーシャル・キャピタル（社会関係資本）が重要である
3 被災地における正義の問題は、熟議を経た倫理的合意形成で対応すべきである

　戸田氏は災害を時間軸にそって4つに分け、各々の時期の被災者の状況や心理に対応した我々が持つべき倫理を述べ、個人の心理的な復活力と共同体の人々の結びつきが重要であると主張しました。困っている人を短期的・長期的に支援すべきことは大前提となります。氏は被災地においては、とりわけ正義の問題がクローズアップされることが多く、それらに対しては熟議民主主義で対応すべきだと結論しました。大切なのは他者を慮る理性です。災害は多くの人々を極めて脆弱な状態に追い込むため、日常の倫理観がどんなものであれ、災害時には他者の脆弱性を勘案した倫理が求められるということではないでしょうか。まったく同感です。

　私自身は阪神淡路大震災があった時は、オーストラリアで生活していましたし、東日本大震災の時は遥か遠くの熊本におりました。熊本での9年間で一度も台風の直撃はありませんでした。2014年4月からは仙台在住になりましたが、これらの災害や被災した人々の置かれた状態については知っているとはとてもいえませんし、自分と家族の日々の生活に追われています。したがって戸田氏の、私たちは「本当に被災者に対する興味を失ってしまったのか」という問いかけは、とても重要だと感じました。

　本稿の問いは「災害時などの緊急事態の渦中に置かれた場合、被災者は日常とは違った倫理に基づいて行動しても許容されるのか」という疑問にもなりえます。海外で災害が起きた時などは、暴動・略奪・破壊といったことがよく報道されますが、生存のためには通常時よりも倫理的な逸脱度が増すのでしょうか。我が国にも「津波てんでんこ」という考え方があります。ご興味のある方は調べてみてください。

14

社会保障費増大で国民の負担増が避けられなくなる日本において、尊厳死、安楽死の議論をすることは倫理的に許されるか？

尊厳死、安楽死と生命倫理

谷田憲俊
医療法人社団西村医院

答：議論することは許される。いや、むしろ尊厳死と安楽死に関する倫理的議論を深めなければならない。

　尊厳死と安楽死に関する議論の現状は、「安楽死は生命を短縮するので許されない」、「尊厳死は意見が分かれる」といったところだろうか。生命倫理とは、課題となる議論を深めて解決を図る術である。ところが、安楽死はタブー視され、尊厳死は延命措置の中止と差し控え、それに伴う医師の免責に焦点が当てられるという的外れの状況にある。ここで、尊厳死や安楽死への誤解を俯瞰して、問題解決に倫理的議論が必須であることを示す。

尊厳死、安楽死とは？

　日本学術会議「死と医療特別委員会」は「助かる見込みがない患者に延命治療を実施することを止め、人間としての尊厳を保ちつつ死を迎えさせる」ことを尊厳死とし、「過剰な延命医療の不開始・中止は一定の要件の下に許容しうる」とした。ただ、これでは"尊厳"の意味が問われる。そこで、筆者は「死の過程を引き延ばす措置をしないこと」を狭義の尊厳死とし、「個人が自由に選択した医療方針の一転帰」を広義の尊厳死と定義するほうがわかりやすいと考える。

　安楽死は「人為的な生命短縮行為」であり、臨床的に生命倫理と許容性を加味して、①積極的安楽死、②「医師による自殺幇助」、③間接的安楽死、④消極的安楽死、に分けられる。ただし、③と④は生命短縮性が不確かなので、安楽死の範疇に入れる必要はない。単に"安楽死"という時は①と②を指す。

　諸外国を見ると、米国は1975年にカリフォルニア州で「自然死法」が成立し、延命医療の不開始・中止が認容された（2000年に医療決定

法に移行)。また、1994年にオレゴン州尊厳死法が成立し、「医師による自殺幇助」が認められた。2015年8月現在、米国の3州が同様の法整備を行い、1州が州最高裁判例で認容している。

カナダ連邦最高裁は2015年2月に「医師による自殺幇助」を認め、連邦と各州に1年以内の法制化を命じた。また、オーストラリア北部準州が1995年に安楽死を合法化したが、1997年に連邦上院に破棄された。

欧州では、オランダが2001年に安楽死を実質的に合法化し、ベルギーが2002年、ルクセンブルクが2009年に追随した。フランスには安楽死合法化を公約した大統領が2012年に登場した。スイスでは無償で"合法的自殺幇助"が行われ、世界中から依頼者が訪れている。

尊厳死と安楽死への誤解

末期患者の人工呼吸器を外して死亡させたと警察沙汰になった事例で富山地検は、2009年「人工呼吸器の装着から取り外しの一連の行為は、延命措置とその中止行為に過ぎない」「呼吸器の取り外しは正当な医療行為」「患者の本来の死期を早め、死なせたという評価はできない」と結論づけた。当然の決定だが、担当した医師が殺人者呼ばわりされたことは誤解が蔓延していることを示している。そこで、それらの誤解を列挙し、正解を示すことで尊厳死と安楽死を理解する糧としたい。

1) **医学の目的は生命延長なので尊厳死や安楽死は誤りだ。**

生命延長が医学の目的にされたのは、17世紀のF・ベーコンやR・デカルトの影響による。それ以前に、そういう考えはなかった。生命延長は医学医療の結果である。生命延長を目的化するのは、"死の医療化"につながり不健全である。

2) **尊厳死を推進するのは医療費削減のためだ。**

尊厳死を妨げるのは無益な延命措置である。医療費削減効果は無益な

医療を避けた適切な方針選択の結果に過ぎない。どうしても無益な延命措置を望むなら自費で受ければよい。
3) **無益でも心肺蘇生術を求めるのは患者の権利だ。**
　終末期に心肺蘇生術を特段の理由がないのに要求する人は、無能力と判定できる。そういう患者の希望に応じるのは、無益な心肺蘇生術に意味があると提案することと同じで、患者を惑わせ、自律の行使を妨げ、「良質の医療提供の義務」に反し非倫理的である。無益な治療をしないことは自律と無関係で、患者にそれを医師へ要求する権利はない。
4) **終末期患者の心肺蘇生術を避けるために、DNAR（Do Not Attempt Resuscitation：蘇生禁止指示）が必要だ。**
　終末期患者が心肺停止したのは死亡したからであり、その患者に心肺蘇生を試みるのは愚劣である。米国で末期患者にDNARが必要とされるのは、自己決定法が「DNARのない場合は蘇生術を施せ」と命じているからである。日本にそのようなおかしな法律はない。元来、DNARは健康人に機能する仕組みである。
5) **尊厳死の法制化は延命措置の差し控えや中止した医師が法的責任を問われないようにするためだ。**
　いわゆる尊厳死法の目的のようだが、患者に無益な医療をしなかった医師に法的責任はもともとない。尊厳死の法制化は、方針を決めた家族に法的責任が及ばないようにするのが主目的である。
6) **延命措置の不開始と中止は別だ。**
　かつては行為の不開始と中止は生命倫理的に別だとされた。しかし、患者から見ると「行われない」という点で両者は同じである。「中止」は「開始するか否か」の出発点に戻るだけで、両者に生命倫理的にも法的にも差違はない。
7) **延命医療や酸素投与は有用だ。**
　延命医療が有効であるという根拠はない。終末期患者の呼吸苦に与え

られる酸素についての臨床研究は複数あるが、有益と示されなかった。風が当たる苦しみはあるので酸素は使わないほうがよい。他の延命医療も惰性で行われるだけだろう。

8) **昏睡患者に代わって家族が決定するのは許されない。**

　自己決定権が昏睡患者にないのは、昏睡という最も弱い立場にある人に対する差別である。昏睡患者も医療方針を決定できる仕組みをつくることは社会の責務で、国と社会がその仕組みを用意しない時、歴史的に家族が意思決定代行の役割を果たしてきた。家族以外に一体誰がその役割を果たせるだろうか。理論上は、裁判官のみが家族に代わりうるが、実用性の観点から例外的関与にとどまるだろう。

9) **尊厳死や安楽死を実行するためには容認する法整備が先だ。**

　安楽死についてはそのとおりであろう。しかし、尊厳死は治療方針の選択という患者の固有の権利を発揮して無益な措置を望まないだけなので、法が入りこむ余地は本来ない。

10) **安楽死は命を尊重する道徳・倫理に反するので許されない。**

　安楽死は世界中多くの文化で道徳・倫理に合致していた。日本で安楽死が容認されなくなった歴史は浅く、今でも大多数は安楽死に寛容である。それが厳しい視線に晒されるのはキリスト教文化の浸透による。逆に、欧米の安楽死容認は世俗主義の復興が要因で、「安楽死は許されない」という言説は道徳・倫理的に普遍化できない。なお、命を尊重するがゆえに安楽死が俎上にあるので、「命の尊重」は安楽死に対する賛否の論拠になりえない。

11) **終末期患者の人工呼吸器停止は安楽死という殺人である。**

　自発呼吸が停止した患者から呼吸器を外すことは、すでに死亡した患者なので安楽死に相当しない。殺人でない理由は簡単で、患者は病気で死亡したのであって、死んでいないなら呼吸器を外しても呼吸は続く。これらを受け入れないのは、「心肺停止は死ではない」という文化のた

めで、脳死を受け入れないのと同根である。

12）緩和ケアを充実すれば安楽死は望まれない。

　患者が安楽死を望む理由は苦痛からではなく、「最期は自分で決めたい」など自分の意思を優先するためである。緩和ケアを充実しても安楽死は減らず、むしろ増える可能性が高い。

13）自律や自己決定の考えから「死ぬ権利」が認められて安楽死容認となった。

　確かに自律と自己決定の理念が、安楽死容認の背景にはある。しかし、「死ぬ権利」が患者にあるのなら、医師には「死なせる義務」が生じてしまう。「死ぬ権利」は認められていないため、安楽死に反対の医師は患者の要請を断っている。

14）安楽死を選択した患者の家族は、その後苦しむ。

　オランダの経験では、安楽死を選択した家族のほうが悲嘆の程度も心的外傷後ストレス障害（PTSD）罹患の頻度も自然死選択の家族より低かった。これは安楽死を選択する際に、患者と家族が医療方針決定に深く参画したためと考えられる。

15）緩和ケア用薬剤で意図せずに生命が短縮される。

　間接的安楽死と称され、安楽死議論に現れる。しかし、生命が短縮されるというデータは存在せず、逆に生命が延長される可能性さえある。間接的安楽死は死語にすべきである。

16）日本には他人様に迷惑をかけない文化があり、合法化は圧力になる。

　その文化は世界中に見られる。"日本には"という考えは選民意識で不健全である。

17）いったん歯止めを外すと際限なく拡大するので認めるべきでない。

　安楽死の規準が徐々に緩くなる"坂転がり理論"の考えである。しかしオランダを見ると、安楽死の合法化以来、"坂転がり"現象は見られない。

既存の尊厳死・安楽死議論を乗り越えよう

　終末期の延命措置は、医学の発展とそれに続く"死の医療化"による。つまり、他の状況において有効な医療が末期にも有用であろうと誤解され、惰性で行われるのが延命医療である。それに気づいた患者側の異議申し立てが尊厳死の主張といえる。いずれにしても、インフォームド・コンセントの原則に基づき、治療方針は患者の権利として自由に選択できる。その結果としての尊厳死なので問題はまったくない。尊厳死反対は医療への無理解と幻想によるもので論拠は乏しい。

　例えば、尊厳死や安楽死の合法化は、病人や老人、社会的弱者に「死ね」と圧力をかけるとされる。しかし、実際に「死ね」という言葉は反対論の中で懸念として述べられる以外に見あたらず、"反対のための反対論"と考えられる。仮に懸念が現実化されそうな事態には毅然として対応することが適当であろう。

　他方、安楽死は議論になる。古代ローマ時代、死は医療と無関係で、医師は自殺用薬物を処方するだけだった。キリスト教の広まりで安楽死は否定され、逆に安楽死容認は世俗主義の復興に基づく。日本はキリスト教国ではないし、各種調査は人々が安楽死に寛容であることを示す。実際、名古屋高裁判決（1962年）と横浜地裁判決（1994年）で「条件さえ整えば安楽死は可」というのが裁判官の見解である。

　医師会生命倫理懇談会も1992年「特別の事情ある場合に個別的に例外として安楽死を認めるという現状を維持する」と容認を提言した。しかし、東海大学病院（1991年）や川崎協同病院（1998年）の事例など実際に安楽死が遂行されると、「命の尊重」という稚拙な論理で安楽死を非難しタブー視するばかりだった。

　そこで、安楽死の合法化に関する課題を深めてみる。安楽死容認の明文化は積極的な生命短縮行為を肯定することにつながり、市民の生命を

守るという法律の趣旨そのものに法理的に反する。同じく、医師の役割に死をもたらすことが加わると、社会に培われてきた聖職としての医師の役割や義務の否定につながる可能性がある。

これらは、安楽死法制化の世俗的反対論として重い課題である。しかし、欧米の経験は生命倫理的にそれら課題を乗り越えることが可能と示している。その際には、日本も自律・自己決定の医療文化を確立することが必要で、安楽死法制化の前に患者の権利などを保障し促進する法整備が求められる。

まとめ

尊厳死と安楽死について、誤解を解きつつ見てきた。尊厳死反対は医療への無理解と幻想が理由である。尊厳死が妨げられる事態は、無益な延命措置の蔓延を意味する。有害無益な措置は避けなければならないし、あえてそれらを選択するなら自費とすべきである。いずれにしても、尊厳死や安楽死が話題に上ることは、社会保障費増大の件も含めて生命倫理的に議論する必要性を物語る。

人々の幸福に資するために機能するのが生命倫理である。個人が自律的に医療に参画して自由に方針を選択できるよう医療環境を整えるべく活動するのも生命倫理の役割である。人々が尊厳死や安楽死を望むなら、それを実行できる仕組みと術を提供する責務があり、法整備が必要なら尊厳死や安楽死に向けて議論を進めることが大切である。

14の論点

1 尊厳死や安楽死への誤解がたくさんある
2 尊厳死反対は医療への無理解と幻想が理由である
3 日本では安楽死法制化の前に、患者の自律・自己決定の医療文化を確立し、患者の権利を保障する法整備が必要である

　谷田氏が取り組んだテーマは重要かつセンシティブです。氏はこの困難なトピックスを文化や歴史、宗教に言及しつつ、目的と偶発的結果を区別し、曖昧さのない表現で論じています。読者の尊厳死および安楽死に対する考えにかかわらず、非常に意義の高い論説になっているのではないでしょうか。「17の誤解」とそれらに対する「回答」には、目から鱗が落ちる瞬間がしばしばありました。私は氏の主張のほとんどに賛成ですが、特に興味深い見解を数点挙げてみましょう。

　第一に「尊厳死反対は医療への無理解と幻想が理由である」という主張。無理解とは、医療の目的や延命措置の有益性に対する誤解のことでしょう。何が何でも延命が医療の目的ではありません。また最新の医学的介入を行えばどんな状態の患者さんも救命でき、どれだけでも生きられるというのは、残念ながら幻想です。医学の限界に対する認識が大切だということでしょう。

　第二に「無益な延命措置を望むなら自費で受ければよい」という意見。この主張で最も重要な点は、どんな措置が無益なのかということでしょう。無益性の議論はタブー視、敵視されがちですが、国民が負担している保険料と税金から支出される医療費が使われるからこそ、公共的観点から、真剣に考える必要があるのではないでしょうか。私は、世界中で誰一人として喜ばない生命維持は無益だと思っていますし、また氏がいうように、惰性だけで無益な措置を続けるなんて、医療の濫用であり、とんでもありません。

　第三に「緩和ケアを充実すると、安楽死希望者は増えるかもしれない」という見解です。人々が安楽死を望む理由に対する深い洞察がないと出てこない主張ではないでしょうか。

15

貧富の格差が進む日本で、医療および医療制度のあり方はどう変わるのだろうか？

国民皆保険を巡り、迫られる選択の時

児玉聡

京都大学文学研究科　准教授

日本は国民皆保険の国として知られている。原則として誰でも好きな病院に行くことができる。そして、無料ではないものの比較的安い治療費で高度な医療を受けられる。

　しかし、これが当たり前になったのはたかだか50年前の話であり、今後も続いていく保証はない。現在でさえ、保険証がなくて皆と同じように病院に行けない人もいる。

　今日、後述する「2025年問題」がマスメディアで取り沙汰されているが、はたして日本の医療はこれからどこへ向かうのだろうか？

　未来を考えるには、過去を知り、現在を知ることが重要である。そこで、本章では簡単に国民皆保険の歴史を振り返り、現在の問題や論点を確認した上で、今後の日本の医療のあり方について考えてみよう。

国民皆保険の歴史

　「日本の国民皆保険50周年特集」。高名な医学雑誌であるランセットがこの特集を組んだのは2011年4月のことだ[*1]。では、50年前の1961年に何があったのだろうか。時代を少しさかのぼってみよう。

　国民皆保険への動きは戦前から始まっていた。1922年に健康保険法が成立し、それから徐々に制度づくりが進み、1943年には実に国民の7割が健康保険に加入していた。日本はドイツにならってこうした社会保険への加入を法律によって義務づける保険制度を開始した。元々の目的は、富国強兵、すなわち戦争に役立つ健康な男女をつくることであり、また労働争議などの社会運動を融和する目的もあった。

　第二次世界大戦後は、新憲法に規定された基本的人権としての生存権の理念から、国民の健康を保障しようとする動きが強まった。1958年に成立した国民健康保険法により、すべて地方自治体が地域住民に健康保険を提供する義務が生じ、それが全国に完全普及したのが1961年の

ことだ。この時、国民皆保険が達成されたのである。

　国民皆保険は1961年に達成されたが、どの保険者（公的医療保険の運営者のこと）に加入しているかによって、人々の自己負担額は大きく異なっていた。例えば企業に雇われている者のための保険（いわゆる被用者保険）では、世帯主の自己負担額はほとんどなかったのに対し、その扶養者は5割負担だった。また、いわゆる地域保険である国民健康保険に加入している世帯主や扶養者は、やはり医療費の5割を自己負担しなければならなかった。

　このような格差は、その後の10数年の間に大きく改善され、どの保険に加入していようとも、自己負担額は3割以下となった。さらに、高齢者の自己負担額を無料にする自治体が増え、1973年には国の方針で老人医療費の無料化が実施された。70歳以上の高齢者は自己負担額がゼロになったのだ。なお、1973年には高額療養費制度も始まり、医療費を当時の金額で月3万円以上払った場合には、それ以上の自己負担額は支払わなくてよくなった。

　だが、1973年といえばオイルショック、すなわち日本の高度成長期の転換点である。このような気前のよい制度は、経済成長が停滞し、高齢者が増えていく社会においては維持することが困難である。しかも、高齢者の自己負担額がゼロになることで病院のサロン化や社会的入院の現象が生じたことなどにより、保険者が負担する医療費が高騰するという問題もあった。結果的に、この社会保障の黄金期は長くは続かなかったのだ。

　1980年代以降は、どの保険に加入していても医療費の自己負担は3割という基準に収束していく。例えば企業で保険に加入している被用者は1984年に自己負担1割、1997年に2割、2003年には3割になった。1983年の老人保健法により70歳以上の高齢者の自己負担も再開され、2003年には一定の所得以下の人は1割負担、それ以上の人（現役並み

の所得者）は2割負担に、さらに2006年にはこれまで2割負担だった人は3割負担となった。現在では一部の高齢者や6歳未満の小児を除き、原則3割負担である（**図1**）。また、高額療養費制度も所得に応じて自己負担の限度額を変更するようになった。

ただし70歳以上の場合でも、
現役並みの所得がある場合は3割負担

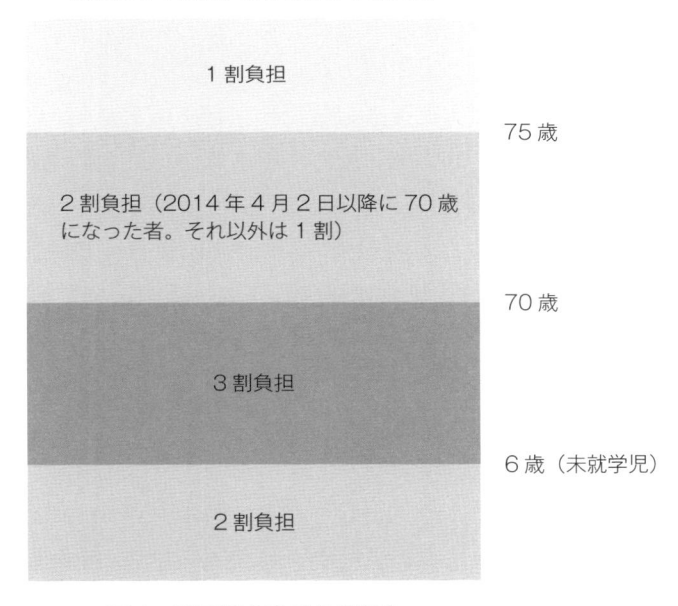

1割負担	
	75歳
2割負担（2014年4月2日以降に70歳になった者。それ以外は1割）	
	70歳
3割負担	
	6歳（未就学児）
2割負担	

図1 医療費の患者負担割合
厚生労働白書（平成24年版）より作成

現在の課題

　ここまで日本の国民皆保険の歴史について説明してきた。この制度のおかげもあり、日本は世界一の長寿国となった。具体的には、1947年に52歳だった平均寿命は2011年には83歳となり、過去60年の間に

65歳以上の者は4倍に増加した（日本の総人口の増加は1.5倍）。乳児死亡率も世界一低い国の1つだ。

　また、このような国民皆保険制度を、国内総生産（GDP）の9.6%（2011年）という比較的少ない割合で維持できているというのも特筆すべきことだ。割合でいえば日本の倍近くの医療費を使っている米国では、いまだ国民皆保険が達成されておらず、国民の16%程度が無保険である。

　とはいえ、日本の医療制度は、特にその持続可能性に関して、大きな問題を抱えているのも事実だ。その原因はいくつもあるが、主なものとして、高齢者の増大と長期の経済不況があげられる。

　日本は世界一の長寿国となったが、同時に社会の高齢化も世界で最も速く進行している。国民皆保険が始まったころの1960年においては、高齢化率（65歳以上の老年人口が総人口に占める割合）は5.7%だった。だが、1975年以降少子化が徐々に進行してゆくと、1985年には高齢化率は10%を超え、2005年には20%を超え、さらに2013年には25.1%となった。日本人の4人に1人、総人口約1億2730万人のうち3190万人が高齢者ということだ。

　内閣府の『高齢社会白書』（平成26年版）によれば、いわゆる「団塊の世代」（第一次ベビーブームの1947年〜1949年に生まれた人）が2015年に65歳以上となるため、高齢者人口は3395万人となる。さらに2025年にはこの団塊の世代がいわゆる後期高齢者と呼ばれる75歳以上になり、総人口の実に30%が後期高齢者になるとされる。これが「2025年問題」だ。

　65歳以上の高齢者1人に対して、それを支える15歳〜64歳の現役世代（生産年齢人口とも呼ばれる）が何人いるかを考えてみよう。1960年だと、高齢者1人に対して現役世代約11人が支えていた。ところが、2015年では高齢者1人を支える現役世代は2.3人、2025年には1.9人になる。かつては胴上げ型だったものが近年では騎馬戦型となり、将

来は最終的に肩車型に近づくことになる。

　そうすると当然ながら、このような構造の医療制度を支えていくために、現役世代の負担が非常に大きくなる。具体的には、現在の医療制度を維持しようとするなら、保険料や税金の大幅な増大につながることになる。

　もう1つの原因である長期の経済不況や、それに伴う雇用形態の変化も日本の医療制度に暗い影を落としている。1980年代末のバブル経済崩壊以降、企業のリストラや規制緩和などが進んだ結果として、非正規雇用職員がほぼ倍増した。労働人口に占める非正規雇用職員の割合は1988年に18％だったのが2010年に34％となった。企業は非正規雇用職員を被用者保険に加入させる義務がないため、彼らは国民健康保険に加入することになる。

　また、国民健康保険に加入する年金生活者の割合が増えたり、逆に自営業者や農林漁業者が減ったりした結果、1人ひとりの保険料が上がると同時に、国民健康保険を運営する保険者の財政が悪化している。この赤字分は、市町村や国が税金や（国の借金である）国債などで穴埋めをしなければならない。

　高度成長期には日本社会は「一億総中流」ともいわれた。しかし長引く経済不況と、それに伴う雇用の規制緩和により、社会の経済格差は拡大し、それが健康の格差も生み出している。例えば、2010年に行われた厚生労働省の国民健康・栄養調査では、男女ともに高所得者と比べて低所得者は運動習慣がない割合が高く、喫煙割合が高く、朝食の欠食者が多いことが明らかになった。また、女性は高所得者より低所得者層で肥満の割合が多いことも示されている[*2]。

　さらに、日本は国民皆保険の国といわれているが、保険証を持たない人、いわゆる無保険者の存在や、国民健康保険の保険料滞納者の増加の問題も近年指摘されている。

無保険者については実態の把握がなされていないが、企業を辞めたあと、被用者保険から国民健康保険に切り替えを行わないことなどにより発生し、推計では160万人ほどいるとされる[*3]。また、国民健康保険の保険料滞納世帯は、2008年から2010年までは20％を超えていた。保険料を支払っている人でも、自己負担額の3割を支払うことが困難な人もいる。

　こうした人々の受け皿として、無料低額診療事業を行っている病院が近年増えつつある。これは自治体の許可を受けて患者の自己負担額を無料にするか減額する仕組みを持った病院であり、国民皆保険が始まる以前から社会福祉の一環としてあった制度を利用している。2012年には無料低額診療を受けた患者は延べ人数で700万人を超えたという[*4]。

　現在200万人を超える生活保護受給者は、医療費の扶助を受けられるため自己負担はない。こうした無料低額診療を受けるのは、生活保護を受けてはおらず、多くは生活保護を一定程度上回る収入の人々である。

　2011年に50周年を迎えた国民皆保険であるが、日本が世界に誇ってよいこの医療制度は、上で述べたように社会構造や経済構造の変化により、ますます持続が困難になりつつある。国も診療報酬の引き下げを試みたり、薬価の低い後発薬の使用率を増やそうとしたりして、高騰する医療費を抑制する試みを行ってはいる。

　だが、そうした試みにもかかわらず、2014年度には日本の医療費全体に当たる国民医療費が40兆円を超えることとなった。現在でも政府は社会保障費をまかなうために国債を発行し続けているが、このままでは日本の経済が破綻する可能性すらある。今日、日本の医療制度は大きな岐路に立たされているといえる。

今後の展望

　私たちは、できれば負担はなるべく少なく、得られる利益はなるべく多いほうがよいと思う。しかし、現在の社会保障制度に関していえば、全体として得られる利益の大きさに対して負担が少なすぎるのだ。そのため、赤字分は国債の発行でまかなっているが、それは私たちの子どもや孫の世代にツケとして回すことになる。つまり未来の世代は、自分たちの医療費を支払うだけでなく、過去の世代の医療費も支払うことになるのだ。これは大きな不正義ではないだろうか。

　このような事態を生じさせないために取るべき選択肢について、2つの極端を示そう。1つは、米国のように低負担・低福祉の国をめざすことである。この場合、国民皆保険は維持するが保険で受けられる医療サービスは最小限の基本的なものに限り、それ以上の医療を受けたい者は100％自己負担（実際には民間保険などに入る）にする、という制度が考えられる。これはいわゆる混合診療の考え方である。

　こうすれば国民はこれ以上高い社会保険料や税金を払わずにすむが、その代わりに最小限の治療しか受けられない人々と、最新の質の高い治療を受けられる人々に分かれることになる。これを不平等として批判する人は、このような制度をいったん認めると、最終的には国民皆保険もなくなってしまい、無保険の人が出てきてしまうことを懸念している。

　もう1つの選択肢は、欧州諸国のように高負担・高福祉の国をめざすことである。この場合、これまでと同様あるいはそれ以上の手厚い医療や福祉を皆が受けられる代わりに、これまで以上の社会保険料や税金を払わなければならない。

　例えば、消費税が20％ぐらいまで上昇するかもしれない。実際、欧州諸国を旅行すると税金が高いと感じる。ドイツの消費税（付加価値税）は19％、スウェーデンは25％である。このような高負担に耐えるには、

国民間で「平等は価値あるものである」という考えや、「困った時はお互いさまの精神で助け合う社会的連帯」の考えが、社会に広く浸透している必要があるだろう。

　一方は自由と自己責任を強調する社会であり、もう一方は平等と社会的連帯を強調する社会である。いずれの社会も、それぞれの仕方で幸福と正義を追求しているといえるが、どちらがより望ましい社会なのだろうか。もう少し考えてみよう。

　米国型の自由と自己責任を強調する社会では、市民の自由を保障することが最大の正義である。各人は他人に危害を加えない限り、自由に自分の考える幸福を追求してよい。このような立場では、国民皆保険という名のもとで強制的に保険料や税金を徴収することは、市民の自由の不当な侵害となる。各人は自由に民間の医療保険に入ればよいのであり、日本のように医療保険への加入を義務づけるのは正義に反している。米国では現在のオバマ政権において国民皆保険をめざす法律ができたが、このような考えから法律を批判する米国人は多い。

　これに対して、欧州型の平等や社会的連帯を強調する社会では、市民の自由も重要であるが、市民の間の平等を保障し相互扶助の精神を育むことも重要である。したがって、市民の自由を尊重した結果、社会の不平等が広まったり、連帯意識が弱まったりするのであれば、自由を一部制限することも許される。

　例えば献血について考えてみよう。日本では現在、輸血用の血液は人々から自発的に献血してもらうという形でまかなっている。逆にいえば、私たちには血を売るという自由は認められていない。これは、売血を認めると輸血用血液の質が低下したり、感染症のリスクが高まったりするという問題があるためである。しかし、もう1つ重要な点は、人々が自分の血液を善意から無償提供することで、市民の間で助け合いの意識が育まれるということである。

反対に、売血を自由化して血液が単に売り買いされるものになれば、血液に関して私たちは助け合いが必要なものとは感じなくなるだろう。移植用臓器の提供制度も同じ発想に基づいている。こうした理由から、市民の間での連帯意識を守るためにも、市民の自由を制限することがあるのだ。

　国民皆保険にもこれと似たことが当てはまる。国民皆保険が担う重要な役割の1つは、人々の健康を守ることであるが、もう1つは、これによって市民の連帯意識が高まるということである。

　病気がちの人もそうでない人も、若い人も年老いた人も、等しく社会保険に加入し、しかもそこから自由に抜けられないという状況は、一見すると不自由であるが、ちょうど家族がそうであるのと同様に、よい時も悪い時も助け合わなければならないという連帯意識を育むことになる。この連帯意識があってこそ、国民皆保険の存続も可能になる。

　日本の医療制度はほぼ半世紀前に国民皆保険を達成した。国民皆保険と、それが育んできた市民の連帯意識は、日本の貴重な財産といえる。だがこれまで述べてきたように、そこにはさまざまな綻びが生じておりこれまでと同じ制度を維持できるかは、ますます疑わしくなってきている。

　私たちは、国民皆保険が保障する市民の健康とそれが育んできた連帯意識を守るためには高負担もいとわないという決意を示すのか、あるいは国民皆保険は持続不可能だと判断して自由と自己責任の社会へと転換を図るのか。これからの医療制度のあり方を考えることを通じて、私たちはどのような社会を望ましいと考えるのかについての決断を迫られているといえる。

【文献】
＊1　Ikegami, N. et al：Japanese universal health coverage. evolution, achievements, and

challenges. 378. pp.1106-15. 2011.
* 2 　児玉聡・井上まり子：「健康格差」．赤林朗・児玉聡編　入門・医療倫理 III. 勁草書房．p.267．2015.
* 3 　前掲 1．pp.1111-1112.
* 4 　朝日新聞：無料低額診療広がる．2014 年 11 月 23 日.

15の論点

1　日本で国民皆保険が達成されたのは1961年である
2　高齢者の増大と長期の経済不況が、国民皆保険の存続を危うくしている
3　低負担・低福祉の国か高負担・高福祉の国か、我々は選択しなければならない

　児玉氏は数多くの資料を用いて我が国の国民皆保険制度の歴史を詳細にひもとき、現制度の維持を脅かしている社会的状況を細かく解説します。そして無保険者や保険料滞納の問題や将来世代への負担の問題にも触れ、日本社会と医療制度を維持するためには、日本を自由と自己責任を強調する社会にするのか、それとも社会的連帯を強調する社会にするのか、いずれかを選択しなくてはならないと結論しました。また連帯意識があってこそ国民皆保険の存続も可能になると主張します。氏の議論と結論に私も全面的に賛成です。

　1962年生まれの私にとっては、国民皆保険はまさに当たり前のことであり、保険には「入る」ものという印象がぬぐえません。うちの家族にも10回近く入院し何度も手術を受けている者がおりますが、我が国の国民皆保険のおかげで破産せずにすんでいます。これが米国や医療保険制度自体がない社会だったら大変なことになっていたでしょう。このような個人的背景からも、人間の営みの中でも特別なものであり経済能力で人々の生死が左右されてしまってはいけないという信念からも、私は高負担高福祉の社会的連帯強調型の社会がよいと思っています。ちゃんとした社会にはちゃんとした医療制度が必須です。

　とはいっても、連帯だけを強調して個人の自由を無視する気はありませんし、医療に対する権利だけを主張して社会人としての義務をないがしろにしてはならないと思っています。一切の自由診療をすべて禁止にする制度は問題がありますし、医療乱用や払える医療費や保険料を滞納するのは許容できません。それぞれの自由な生活を支えるために皆で高負担でも国民皆保険という財産を維持したいものです。

16

自宅で孤独死すること。施設で家族に看取られず死を迎えること。どちらが幸福なのか？

孤独死、施設、家族、幸福とは何か？

會澤久仁子
国立循環器病研究センター研究開発基盤センター医学倫理研究室　上級研究員

「自宅で孤独死すること。施設で家族に看取られず死を迎えること。どちらが幸福なのか？」

この問いの前提には、家族と同居か、せめて施設でも家族に看取られて死にたいという思いがあるだろう。しかし、成人した子が親と同居したり、親の介護をすることは期待しにくい時代である。

日本では今、65歳以上の高齢者のいる世帯が45％を占めるが、その過半数は高齢者のみの世帯である。また高齢者のいる世帯では、単独世帯が26％に増加し、三世代世帯は13％まで減少している[*1]。孤独死したり、家族に看取られず施設で死ぬ人は増えるであろうし、自分もそうなるかもしれない。いったいどちらが幸福あるいはましなのか。この問いに答えるには、「孤独死」や、「施設」、「家族」、「幸福」とはどんなことかはっきりさせなければならない。それから問いに答えてみよう。

孤独死とは何か？

まず、ここでの「孤独死」とは何だろうか。

もし家族が同居していたり、毎日近所の人と行き来していたり、訪問ケアサービスが入っていたり、施設に入所していたりしたら、たとえ誰もみていない間に死亡しても、まもなく誰かが気づいてくれるから、孤独死とはいわないだろう。また、出先で人知れず死亡しても、孤独死とはされないだろう。

孤独死（孤立死）とは、おもに自宅で「誰にも看取られることなく息を引き取り、その後、相当期間放置されるような」死とされる[*1]。人づきあいの少ない独居で、突然死したり、助けを呼べずに死亡する場合がありうる。孤独死という言葉は、1970年に新聞に登場し、1995年の阪神・淡路大震災後に大きく報道された。2010年には、一人で亡くなりかつ引きとり手もいない「無縁死」が国内で年間3万2000人にのぼること

も明らかになった。[*2]

　2013年の東京23区内における独居高齢者の孤独死は3000名近い。[*1]無縁死の報告を読むと、諸事情で家族を失ったり、家族との行き来が困難になり、隣近所とも頻繁なつきあいがない状況で死亡している。高齢者の55％が自宅での最期を希望する一方、独居高齢者の45％が誰にも看取られない孤独死を身近に感じている。[*1]孤独死という言葉には、誰かに見守られるなら最良の最期となる場で、死後も放置されてしまうことへの、いいようのない恐怖を感じてしまう。

施設とは何か？

　では他方、「施設での家族に看取られない死」とは何か。まず、「施設」について考えてみよう。主な高齢者介護施設としては2014年度、特別養護老人ホーム（特養）が定員54万人、介護老人保健施設が35万人、介護療養型医療施設が6.6万人となっている（なお医療療養型病床は27万人）。また、高齢者向け住宅としては、有料老人ホームが定員39万人、認知症高齢者グループホームが18万人、サービス付き高齢者向け住宅が16万人、軽費老人ホームが約9万人、養護老人ホームが約6万人である。

　しかし、高齢者が最期を希望する場所としては、自宅が55％であるのに対し、特養などの福祉施設は5％、高齢者向けケア付き住宅は4％にすぎない（なお病院などの医療施設は28％）。[*1]もし経済的余裕があって元気なうちに、自ら有料老人ホームやサービス付き高齢者向け住宅に住み替えたなら、そこは施設というより新たな自宅（ホーム）になるのだろう。しかし、要介護者の88％が75歳以上であり、要介護者の62％はおもに同居の家族が介護を担っており、介護施設入所者は要介護5〜3の重度者が83％を占めている。

このように、自宅で介護を受けることが困難になって施設に入所せざるをえない場合、きっとそこは仮に滞在している場所（アウェイ）にすぎず、できるなら自宅（ホーム）に戻りたいと願うだろう。さらに施設は、新たな人間関係の中で集団生活を強いられ、親密な家族関係と個人のプライバシーや、培ってきた生活習慣、地域での人間関係の多くが失われてしまう場でもあろう。

　これに対して自宅とは、ある人の生活の拠点ないし基盤であり、家族や地域の人間関係が育まれたり、独自の生活スタイルが形成される場といえる。また、グループホームやホームホスピスは、高齢者や障害者、患者にとっての施設ではなく自宅に代わる場にしたいという理念のもと運営されている。そして、もしそこに終身滞在できて、そこを終の棲家と思い定めることができたなら、そこが実際にホームとなり、その職員や入所者が家族のようにもなるのだろう。だが、ここでの「施設」とは、本来の居場所としての自宅にいることができず、仮に仕方なく滞在する場所としよう。

家族とは何か？

　次に、「施設での家族に看取られない死」のうち、「家族に看取られない死」とは何か。もし家族が施設へ駆けつけたにもかかわらず看取りに間に合わなかったのなら、ここで取りあげるほどではなさそうだ。また、もし天涯孤独の身であれば、家族に看取られないことも運命と受けとめるかもしれない。ここでの家族に看取られない死とは、訪ねてきてほしい家族がいるが、足が遠のいたまま面会できずに死を迎える状態としよう。最期まで会いたい家族に会えないのは、なんとも心残りに違いないし、家族が遺体を引き取りに来てくれるかすらわからなければ不安も募るに違いない。

そんな看取られたい「家族」とはいったい誰か。同居しているとは限らないが、親類縁者より狭い関係だろう。民法をみると親族とは、6親等内の血族と、配偶者、3親等内の姻族である（第725条）。そして、親と子、祖父母、孫といった直系血族と、同居の親族には互助義務が課され（第730条）、配偶者と、直系血族、兄弟姉妹には扶養義務が課されている（第752条、第877条）。さらに、配偶者と子（でなければ孫、それもいなければ親、次に祖父母、そして兄弟姉妹）には相続権が認められている（第887条〜第889条）。

　これによると社会通念上、配偶者と子を中心に、親や、兄弟姉妹、祖父母や孫といった範囲が、経済的にも助け合う関係といえる。このような現在の家族法は基本的に、明治民法における家制度を廃し、個人の尊厳と男女平等を定めた日本国憲法第24条に則り、戦後1948年に全面改正されたものだ。また実際、戦後の高度成長期には、都市部において、サラリーマンの夫と専業主婦の妻、二人程度の子からなる核家族が一般化した。

　このような市場と家内領域の分離や、性別役割分業、そして夫婦間と親子間の愛情の強化などは、近代家族の特徴とされる。ただし、日本では、確かに子の結婚時に子と同居する親の割合は低下したが、途中同居型が増え、直系家族規範も維持されているという。[*3]

　そして今や、社会の構成単位はさらに家族から個人へと進んでいる。女性の就労や、晩婚、非婚、事実婚、別姓結婚、離婚、単親、再婚の増加など、現代の家族は多様化している。家族の形や行動の自由だけでなく、非婚や離婚の自由とリスクも拡大し、家族の範囲を自由に選択できるという意識が強まっている。[*4]例えば、子は結婚して親と別居したあと、親に経済力があれば家族と見なし、経済力がなければ家族とは見なさない傾向があるという。

　こうした時代背景とともに、各人の年齢やライフコースを鑑みると、

人はそれぞれ、長男や嫁といった「家」や、近代家族の愛情や性別分業、また現代的な個人といった意識を、さまざまに混合して持っているだろう。すると、看取られたい家族が誰かは、もはや各人に確認するしかない。たとえ血縁の親子でも、看取られたい思いと、看取りたい思いとが一致しないことも起こる。すると、ここでの家族とは、「看取ってほしい人」や「看取りたい人」だというしかない。つまり、ある人の生死に責任を持ってかかわろうとする関係を、家族と呼ぼう。

幸福とは何か？

さらに、孤独死と、施設での家族に看取られない死の、どちらが幸福かと問う時の「幸福」とは何か。

古代ギリシアの哲学者アリストテレスによると、幸福とは最終目的である。つまり、人は幸福になるためにいろいろなことをするが、何か別の目的のために幸福になろうとはしない。なお、その時代の幸福（エウダイモニア）には、人生がうまくいく、成功するという意味があったそうで、社会的な観点も含まれる。

また、幸福とは快楽のことだとする哲学者たちも、その意味は多様だがいる。さらに、広辞苑では、「心が満ち足りていること。また、そのさま。しあわせ」とある。これは幸福な時の心の状態ないし感じ方を説明しており、最終目的としての心の状態でもあろうし、感じるという点で快楽主義とも共通する。

加えて、「幸せ」には幸運（仕合せ）、また「幸い」にも運がよく恵まれているという意味があり、日本語の幸福にも物事がうまく運んだ結果が含まれる。つまり、幸福は心の状態や感じ方ではあるが、どんな境遇でも心の持ち方次第ともいいきれない。また、幸福は最終目的とはいえ、個人的にも社会的にも、本稿の問いのようにどちらが幸福かという相対

的に比較可能なものでもある。

問いへの答え

　加えて、「死」とは何かも考えなければならないが、ここで問われているのは、死を迎えるまでの生の経験だとしておく。
　そして最後に、家族や社会と疎遠なままでの自宅死と、看取ってほしい家族に看取られない施設死と、いったいどちらが幸福かという問いである。
　どちらも幸福と感じられる可能性がなくはないが、一般的にはどちらも家族に看取られない点では同じく不幸といえよう。自宅という自分の居場所ではあるが、家族や社会と疎遠なまま、その不便と苦痛などを感じながら死を迎えることと、施設という仮の滞在場所で、一定の不便や苦痛は緩和されても、他人の間で死んでいくこと。施設にいるとかえって孤独感が際立つようにも思えるが、他方、家族や社会と疎遠な自宅での生活は、ほぼ社会的死の状態にある。
　ここで独居高齢者の意識調査結果をみてみよう。[*5]家族やほかの人とほとんど会話をしない独居高齢者でも、要支援の介護状態なら自宅で介護を受けたい人が56％である。しかし、一部介助が必要なら特養などの介護施設を希望する人が33％で、自宅は22％に減少する（わからないが24％）。一方、すでに要介護認定を受けている独居高齢者では、全介助の状態で介護を受けたい場所は、介護施設が35％で最多だが、次に自宅が30％、高齢者向けケア付き住宅が15％である。そして要介護認定を受けている人のほうが、そうでない人と比べて、施設より自宅での介護を希望する割合が高い。
　つまり、家族や社会と疎遠な人の多くは、介護を要するなら施設に入りたいと考える。他方、実際に施設入所の可能性が高まる要介護の独居

高齢者は、できれば自宅に留まりたいと願う。それでも、介護を受けられず孤独死することと比べれば、独居高齢者は施設で介護を受けることを望むだろう。
　したがって、本稿の問いに回答するなら、一般的には、家族に看取られない施設死のほうが、家族と社会から疎遠な自宅での孤独死よりも、幸福だろう。

【文献】
* 1　内閣府：平成 27 年版高齢社会白書.
　　　http://www8.cao.go.jp/kourei/whitepaper/index-w.html
* 2　NHK「無縁社会プロジェクト」取材班：無縁社会．文藝春秋社．2010．
* 3　落合恵美子：21 世紀家族へ　第 3 版．有斐閣．2004．
* 4　山田昌弘：家族の個人化．社会学評論．54(4)．p.341-354．2004．
* 5　内閣府：平成 26 年度　一人暮らし高齢者に関する意識調査結果（全体版）．
　　　http://www8.cao.go.jp/kourei/ishiki/h26/kenkyu/zentai/index.html
* 6　河合克義：老人に冷たい国・日本「貧困と社会的孤立」の現実．光文社．2015．

16の論点

1　問いに答えるためには、言葉の厳密な定義が必要である
2　家族とは、ある人の生死に責任を持ってかかわろうとする人々のことである
3　家族に看取られないことで、いずれの状況も同じくらい不幸になりうる

　會澤氏はとても重いテーマを、キーワードの孤独死、施設、家族、幸福を突き詰めて定義し、関連社会調査の結果を援用し、両状態の長短を冷静に検討することで、「一般的には、家族に看取られない施設死のほうが、家族と社会から疎遠な自宅での孤独死よりも幸福だろう」と結論しました。私は現時点では実感を伴った回答を持ち合わせませんが、社会的死である完全に孤立した自宅生活に対する恐怖と死体長期放置に対する生理的嫌悪感から、氏の結論に賛成します。

　氏は本問題を「死を迎えるまでの生の経験」と明確に位置づけます。目から鱗、確かにそうですね。当然ながら死んでしまったら我々は何も感じないはずで、周りに誰がいようが場所がどこだろうが関係ありませんから。それでも我々は「自分の死体が何週間も放置されている」という状況を思い浮かべると、実際にゾッするのではないでしょうか。理性では割り切れませんし、人間は理性的存在ではありません。感情というか感覚の問題なのでしょう。しかし物事を考える上では、生前の意識がある時の問題と、自らが無に帰した後の実害が伴わない問題は区別しておくほうがいいと思います。

　ウベルト・パゾリーニ監督・脚本・製作の『おみおくりの作法』という映画を観ました。本作品はジョン・メイというロンドンの民生係が、孤独死かつ無縁死した人々の葬儀を行う様が描かれています。ジョンは死んでしまった人のために尽力し、故人が誰にも見送られずに埋葬されてしまうのを避けようとします。鑑賞者は彼の奮闘に感心し、埋葬時に人々が集まる様を見て感動するのです。死に際に愛する人々が集まってくれる。得難いことだからこそ心が動かされるのでしょう。

17

100歳の患者に大きな侵襲的手術をするのは、無駄な医療といえるのだろうか？

医学的無益性と生命倫理

門岡康弘

熊本大学大学院生命科学研究部・生命倫理学分野　准教授

本稿のテーマ「100歳の患者に大きな侵襲的手術をするのは、無駄な医療といえるのだろうか？」について、反射的あるいは直観的に「はい」と答える人は少なくないだろう。しかし、我々は少なくとも2つの疑問についてしっかりと考察する必要がある。1つは、暦年齢が100歳であるという事実は、治療の適切性を判断するための強力な根拠になるのだろうかという疑問である。もう1つは、無駄な治療とはどのような治療なのかという疑問である。本稿ではこの2点について検討し、100歳の患者に大きな侵襲的手術をするのは無駄であるとはいえない、と結論する。

暦年齢の重要性

　まず、我々は暦年齢に注意しなければならない。例えば、100歳を迎える2人の高齢患者が入院しているという状況を想定する。1人は生来健康で、ずっと自立した日常生活を送っている。今も第一線で働き、社会に対する影響力を持つスーパー老人だ。ある日、この人に固形がんが発見された。手術は大きな侵襲を伴うが病気の根治を期待でき、体力的にも耐術可能と担当医師は評価した。無論、本人はその治療を早く受けようと考えている。

　一方、もう1人の患者は長年にわたって認知症に罹患している。言葉を発することはなく、1日中ベッドで臥床し、時々肺炎を起こしている。身体的そして意識的な活動はひどく低下し、今後それらが回復する見込みは低いだろう。こちらの患者にもまったく同じがんが発見された。2人の患者の年齢とがんは同一だが、我々は両者に対して同じ治療方針を採用しなければならないのだろうか？

　筆者は、前者の手術に賛成し、後者では反対と答える人が少なくないと想像する。そのような人は手術の是非を判断する際に、暦年齢以

外の事柄、例えば手術を受ける意向があること、手術に耐える体力があること、社会活動を行っていること、などを勘案しているはずである。

今日、超高齢者に対する侵襲的治療が成功したというニュースを実際に見聞きするようになった。手術自体の低侵襲化が進み、安全性が向上していく中で、治療方針を決定する根拠としての暦年齢の重要性は相対的に低下していくだろう。すべての100歳の患者は同一の状況を生きておらず、生物学的年齢や体力年齢、社会的事情はさまざまである。当然、我々は治療方針を決定するために、暦年齢以外の重要項目も考慮しなければならない。したがって、100歳という暦年齢だけを根拠に手術をしないと判断することは安直であり、エイジイズム（暦年齢を理由に高齢者を不当に扱うこと）として非難を受ける可能性はますます高くなると考える。

生命医療倫理学は、我々が合理的判断を下すために、事実（判断）と価値（判断）を区別し、価値判断について検討することを求める。この姿勢は、超高齢者に侵襲的治療を提供すべきかどうかという道徳的判断にも当てはまるだろう。まずは目の前にいる超高齢患者の生活と医療に関する諸々の事実を収集し整理しなければならない。その中に、治療方針を決定するために勘案すべき重要項目が存在するはずである。

次に、そのような事実がどのような価値を持つのかについて吟味する必要がある。そして、実施可能な複数の治療方針の中から、その患者にとって最善と考えられるものを選択することになる。患者の治療方針は暦年齢というたった1つの属性だけに従属するのではなく、ほかの要素からなるその患者の個別性に応じて決定されることになる。

無駄な治療（医学的無益性、無益な治療）

治療の無駄をどのように判断するのかという点にも我々は注意しなけ

ればならない。この問題は、「医学的無益性」「無益な治療」という題名で議論が行われている。現時点での一応のコンセンサスは、治療の無益性を明確に定義することは困難であるが、それは量的無益と質的無益の2つの側面から評価されるということになる。

　量的無益は、治療は望ましい医学的効果をもたらすのだろうかという確率に関する問題である。質的無益は、治療が望ましい医学的効果を達成するがそれが患者の最終的な利益になるのだろうかというQuality of Life（以下、QOL）に関する問題である。

　量的無益を今回のテーマに当てはめるなら、超高齢患者に対する侵襲性の大きな手術は成功しないから無駄であるという判断になる。質的無益については、手術は成功するが、患者のQOLは向上しないから無駄であるといった考えになるだろう。

　量的無益の判断は、医療の不確実性という限界を常に伴っている。高齢患者を対象とした医学研究が今後数多く行われ、獲得される多くのエビデンスは、大体の治療結果を予測する上で重要な情報になる。しかし、個々の患者の状況は生物学的そして環境的に異なるから、たとえ同じ治療を行っても結果は同一にはならないだろう。治療が成功する確率を事前に正確に知ることは不可能で、実際にやってみないと成功するかどうかはわからない。また、仮に治療の成功率を正確に予測できるとしても、治療が（量的に）無駄かどうかについて全員が同じ判断を下すわけではないだろう。例えば、成功率1％の手術を実施することは無駄なのかという質問に全員が同じ回答を与えるだろうか？　そのような奇跡的成功を期待する者は無駄であると判断しないはずである。この点において、量的無益に基づく治療の無駄の判断は価値判断になる。

　一方、質的無益から治療の無駄を判断する際には、患者のQOLについて考慮しなければならない。人工呼吸器や胃ろうといった治療の中止や差し控えについての議論が盛んな今日、多くの人は自分が延命治療を

実施されることを望まないだろう。QOLは延命治療の実施に反論するための強力な根拠であり、QOLの維持と向上が治療の重要目標になることに異論はない。QOLが向上しないから、その治療は患者に負担を強いるだけで無駄であるという考え方が質的無益である。

　また、QOLは治療を提供する基準として用いられる場合もある。この場合には、患者のQOLはとても低すぎて治療は無駄であるという判断が行われることになるだろう。いずれにせよ、問題はQOLの評価である。周知のとおり、QOLには諸説がある。当人が主観的に判断するという主張もあれば、他者が客観的に評価するという意見がある。特定の疾患や病状に固有の測定尺度が考案され、評価が数値化される場合もある。医療者は患者のQOLを低く評価しがちであるという意見もある。我々は、十分な説得力を持ってQOLを正確かつ客観的に評価できるわけではない。量的無益の場合と同様に、質的無益から行われる治療の無駄についての評価も当事者の価値判断を免れることはできない。

　結局のところ、治療が無駄かどうかを判断する絶対的な基準は現時点では存在しないことになる。たとえ悩みぬいた末に治療が無駄であると判断しても、他人が異なる価値観に基づいて異なる判断を下すなら、意見は衝突するかもしれない。また、個人的な価値判断を一方的に下すことは高齢患者に苦痛を与えかねない。しかし、我々はそこであきらめてはならない。少なくとも、患者本人や他者との話し合いの中で自分の価値判断を反省し、時に修正しながら、治療の無駄に関する判断の蓋然性を高める努力は必要だろう。

100歳の患者に大きな侵襲的手術をするのは、無駄な医療といえるのか？

　それでは、本テーマについて筆者の見解を述べる。まず、暦年齢が100歳という事実だけでは侵襲的手術が無駄かどうか十分に判断できない。年齢以外の事実とそれらが持つ価値にも注意を払い、全人的な評価を行う必要がある。

　次に、治療の無駄に関する判断は（少なくとも現時点では）個々人の価値判断を含むので、そのような手術が無駄であるとは断言すべきではない。我々は治療の無駄の判断について議論を重ね、ベッドサイドレベルだけではなく社会的にも合意形成を行ったほうがよいと考える。

　また、超高齢者に対する大がかりな医療は医療資源を枯渇させると主張する者がいるかもしれない。無駄な医療の蓄積が医療資源不足の一因になることは事実であろう。しかし、今回のテーマは特定の属性を持つ患者に対する治療の適切性に関する問題であり、医療資源の枯渇・配分の問題と直接結びつかない。医療者はこのことをしっかりと認識した上で、治療方針を模索すべきである。

17 の論点

1 直観的回答と熟考後の回答は異なりうる
2 暦年齢は、手術の妥当性を判断するため多くの判断因子の 1 つに過ぎない
3 治療が無駄か否かに関する絶対的な基準は存在しない

　門岡氏は今回の問いに回答する前に、2 つの疑問を考察し、スーパー老人の例を活用しつつ、手術の妥当性を判断するためには、暦年齢以外にも考慮にいれるべき勘案事項がいくつもがあることを示しました。無駄、無用、無益の判断には避けがたく価値判断が入りこむことも教えてくれました。氏が述べるように、医療現場および社会における重要事項に関する合意形成はとても重要ですね。

　門岡氏の論考を読んでいて、遠くない将来に氏のいうスーパー老人は、もはやスーパーと見なされなくなるのではないかと感じました。一般内科外来で日常的に接する 80 代・90 代の患者さんたちの健康化には目を見張るものがあります。第一線でバリバリ働く第二の人生を謳歌している 100 歳以上の人々も間違いなく増えてきており、いつか普通になるかもしれません。『楢山節考』のおリンさんは 70 歳でお山（姥捨て山）に行きましたが、もうそんな時代ではありません。ですから年齢だけで直観的に治療方針を決定するのは適切ではないでしょう。

　スーパー老人が受ける手術が悪性腫瘍切除ではなく、脳死ドナーからの臓器移植だった場合は少々問題がややこしくなります。例えば、待機時間や重症度、緊急性、成功可能性等の医学的状況がまったく同一の 100 歳と 60 歳の患者さんがいた場合、話は少々ややこしくなるのではないでしょうか。現実的には 100 歳の人がレシピエント登録されることはないですが、同登録の年齢制限設定が問題かもしれません。総合的には 60 歳の患者さんよりスーパー老人が優先的に移植を受ける状況が出てくるかもしれません。何が無駄なのかについてコンセンサスが形成できない限り、倫理的議論が続くでしょう。

18

今の病院組織の中で、事前指示書をどう扱ったらいいのか？

事前指示書を尊重して扱うためにできること

服部俊子
大阪市立大学大学院看護学研究科　准教授

入院中の慢性閉塞性肺疾患の患者が、ある日突然、ベッドの横に「人工呼吸器はつけないでください」と書いたリビング・ウイルを置いた。それを見た医療者はとまどったまま、誰もそれについて確認することはなかった。2日が過ぎた時、患者の呼吸状態が急に悪化し意識がなくなった。治療をしても回復の見込みはない。人工呼吸器が装着されたが意識は戻らぬままであった。これはある医師が多職種で構成されるデス・カンファレンスに提出した事例である。そして、医師は語った。「なぜ、私はリビング・ウイルを書いた気持ちを、患者に聞かなかったのか」と。

事前指示とは？

　事前指示（advance directive）とは、意思能力を失った際に希望する、あるいは拒否する生命維持治療（life-sustaining treatment、以下治療）を、意思能力がある時期に前もって口頭か文書で指示しておくことである。ただし、意思能力がある時期に自分の希望を表明したとしても、実際に意思能力を失ったその時に本人は指示できないので、本人に代わって指示内容を実行してもらう代理人が必要となる。したがって、事前指示書は、具体的な治療の内容指示であるリビング・ウイルと、指示内容を尊重して実行してもらうための代理人を指示する代理人指示という2つの指示からなる。

　事前指示の起源は「回復しない重症の意識障害になるなら治療を拒否したい」という思いから考案されたリビング・ウイルとされる。このことは病院にとっては治療の差しひかえを要求されることでもあった。それから半世紀が過ぎた現在、米国だけでなく多くの国で治療の差しひかえ・中止は、患者の自己決定権、あるいは、自己決定の原則になった。そして医療者や病院は、患者に委託された代理人を介した自己決定を尊重する義務を持つ。事前指示書は代理人によって発効される患者の自己

決定を示す書類である。

　病院組織の中で、この事前指示書をどう扱ったらいいのか。その答えはシンプルで、「事前指示書を尊重して扱うことがよい」である。しかし、尊重して扱うことがよいということと、尊重して扱うことができるということは同じではない。病院組織の中で事前指示書を尊重して扱うことができるにはどうすればよいか、それが本稿のテーマである。

発効されない事前指示

　事前指示を法制化している国では、法制化した当初、法的権限のある事前指示が発効されない事態が起きていた。その要因は、事前指示では現場の複雑な医療状況に対応できないこと、リビング・ウイルの指示と家族や医療者の意向が異なること、代理人の適性基準のなさや代理人権限のあいまいさ、そして、事前に患者と家族や医療者などの話し合いがないことなどが指摘されている。冒頭の事例のリビング・ウイルも、話し合いがないという指摘が該当する（代理人指示もなかった）。

　患者が事前に家族・医療者などと話し合うと、自己決定に多大な影響を受けてしまいかねないので、患者が誰とも相談せずに法律事務所や医療機関で書類にサインする形式がよい。つまり、事前指示は他者との関係のないところで、自分が持つ価値（判断）を表明できる手続きでよい、という考え方に基づく事前指示は、実践で発効されにくいものだったのである。

利用されない事前指示

　事前指示が利用（登録）されないことも起きていた。その要因としては、事前指示に関する情報取得の機会の少なさ、事前指示の管理システ

ムの未整備（緊急対応ができないこと、州ごとに法律も形式も異なることなど）があげられた。

しかし、それだけではないのではないか。というのも、そもそも私たちは、自身の意思能力がない時点の状況を想定することも、生と死という非対称の道を選択するような状況を想定することも困難である。また、死はいつもそこにあるかもしれないのに、その事実に蓋をして、日々生活しているが、やはりどこかにいつも不安を抱えて生きている、そのような存在だからである。

事前指示の議論の中で登場したのが、アドバンス・ケア・プランニング（Advance Care Planning、以下 ACP）である。

ACP における事前指示

ACP とは、意思能力のない時期に備えて、患者は家族などの重要な他者と、不安や気がかりなこと、ケア全体の目標や、具体的な治療、また希望する療養の場所、事前指示などのことを話し合うプロセスとされる。

この概念は、患者は家族や医療者などの他者との関係の中にあり、また、他者との関係性から断絶したところに患者の価値は見えてこないという考え方に支えられている。ACP は、医療者が提供する医療情報をもとに患者が家族や医療者と、患者の価値（判断）を浮かびあがらせていくような、またそれを共有していくような協同的意思決定プロセスなのである。

ACP は事前指示の作成が目的なのではなく、あくまでも事前指示を包括した概念である。冒頭に示した事例は、事前指示が ACP の一部でなければならないことを、また、医師の語ったことは、患者・家族・医療者などは相互関係にあることを、だからこそ、患者・家族・医療者が

協同者でなければならないこと、そして、話し合うプロセスがお互いの納得を生み出すプロセスでなければならないことを示しているといえる。ACPは、協同者が価値を浮きあがらせる意思決定プロセスであって、患者に他者が患者の価値を尋ねることだけではない。

ACPとしての取り組み

ACPとしての取り組みの1つに、米国で誕生した「治療に関する医師指示書：Physician Orders for Life-Sustaining Treatment、POLST」[*注1]がある。これは、慢性疾患や治療困難な疾患で予後1年から2年以内と推測された患者を対象にした医師によって作成される内容指示（型）書である。

英国では、ACPに加えて「Gold Standard Framework、GSF」と「Liverpool Care Pathway、LCP」[*注2]が終末期医療プログラムとして実施されている。ACPは、総合的な終末期医療プログラムのGSFの1つとして、事前指示書を作成する際のプログラムになっている。また、LCPは余命72〜48時間となってから離別後までの統合的ケアツールである。ほかの多くの国でもACPとしての取り組みは進行している。

日本では2012年に「社会保障制度改革推進法」、2013年に「持続可能な社会保障制度の確立を図るための改革の推進に関する法律」が成立した。これにより、社会保障給付費の財政健全化と社会保障の充実・安定化に向けた対策を国民が遂行する義務を課せられた。「地域医療ビジョン」にも示されているが、今後は、個々の病院で完結する医療ではなく、地域全体で支える地域完結型の医療がめざされる。

厚生労働省は、1987年から「終末期医療のあり方」について、2004年より5年ごとの調査——医師・看護師・介護職員・一般国民を対象にした日本人の死生観、倫理観等に関する意識調査——結果をもとに継続的に[*注3]

検討を重ねている。2014年、社会保障制度改革推進法の方針を受け「終末期医療」を「人生の最終段階における医療」に名称を変更した。ACPとしての取り組みも1病院に完結するより、これからは、地域の医療・介護などの全体で考えることが求められる。

病院内倫理委員会と倫理コンサルテーション

　米国の病院では、治療の決定に際して生じるさまざまな問題が多く生じたため、その問題を扱う体制として倫理コンサルテーションや倫理委員会が自主的につくられていった。倫理コンサルテーションは医療において生じる倫理的問題を、患者や家族、医療者等が解決するのを助けるために、個人またはグループによって提供されるサービスであり、病院の特徴や医療者のニーズに応じてさまざまな形態をとる。

　米国大統領委員会や米国医師会が、価値の衝突のような問題が病院内で解決されることを目的にした病院内倫理委員会（Hospital Ethics Committee、以下HEC）の設置を要請したことで、米国内の400床以上の病院すべてでHECを設置され、倫理コンサルテーションも行われている。日本でも厚生労働省の「チーム医療推進事業」の医療チームの実例として、倫理コンサルテーションチームが紹介されているように、医療・福祉組織の一部ではこの体制がつくられている。

病院という組織

　こうして私たちは、事前指示書を尊重して扱うことができるためには、事前指示をACPの一部として考え、ACPの取り組みを実施する体制づくりが必要であることがわかってきた。しかし、HECや倫理コンサルテーションを含む相談支援体制をつくれば、相談支援が行えるようにな

るわけではない。相談支援の内容や質は、つくられた体制や病院に所属する人たちの背後にある病院という組織に規定される。

　冒頭で示した事例は、病院組織の中で患者のリビング・ウイルを尊重して取り扱えなかった事例とすると、取り扱えなかったのは「聞かなかった」医師、「聞かなかった」患者の部屋を訪れていたであろう複数の看護師それぞれの個人が問題だからと思われるかもしれない。

　しかし、それぞれの個人の背後には、病院という専門職／非専門職複合集団としての動き（集団行動）、集団を合理的に効率的に動かす仕組み、集団化によって発生するものがある。例えば病院のシンボリックなイメージ、さまざまな次元のコミュニケーション、集団によって発生する個人の力では抗うことのできない個人をこえた力などである。

　事例の医師が患者の部屋を訪れたのは、検査や手術、外来、会議などのスケジュールが重なっている合間であった。またこの医師は、患者の日常生活での気持ちの変化を聞けるのは看護師であるのでほかの患者と同様にこの患者にも看護師が聞くものであるという認識を持っていた。

　このことは医師個人のことを示しているだけではなく、医師の背後にある過重な労働、専門職複合団体としての分業や隣接する職種との境界のあいまいさ、スタッフ間の情報共有の困難さ、職種間などのヒエラルキー、集団浅慮などの組織の問題を示してくれる。個人の行動は組織に規定され左右されもする。患者に対する医療行為の内容や質も、病院という組織が規定してくるのである。個人の問題には、それに完結されない組織の問題もある。

　実質的に、病院組織の中で事前指示書を尊重して扱えるようにするためには、HECの設置や、倫理コンサルテーションのサービスを提供するための体制づくりは必要である。ただ、それとともに、つくろうとする背後に現れる病院の組織を見なければ作成したガイドラインなどが無用の産物になってしまいかねない。とはいうものの、その組織は、建物

や敷地、組織の成員、組織図といったような客観的な実体ではなく、「何が組織と解釈されるかという主観的『リアリティ』の中にしか存在しない」[*1]。組織は集団の行動や出来事の文脈にあるものなので、いざ組織を見るといっても見えにくいものである。だが、病院でACPの取り組みをするなら、体制をつくる人々の行動の文脈に透けて見えてくる組織を見るという、組織へのアプローチも必要である。

　最後に1つ。日本の終末期医療に関する文献や記事には「延命治療」の頻度が多い。米国では「POLST」のように「生命維持治療」が使われている。医療者と話をすると、治療と延命治療を意図せず（だから悪意はない！）使い分けていることがわかる。

　延命治療は、回復の見込みがないこと（医学的判断）、かつ、どの生命維持治療を延命措置と捉えるかという本人の価値判断を条件とする。そもそも医学・医療は不確実性に依拠する。盲腸（虫垂炎）の手術のような蓋然性の高い治療でも、エビデンスに基づく抗がん剤治療でも、回復の「見込み」でしかないのが事実である。だからこそ、提供された医療情報を理解して同意するという価値判断が条件になったのである。

　リビング・ウイルは「どの治療を延命措置と考える」という判断ではなかったか。「延命治療」が頻繁に使われる背景に、否応なしに「生命の価値序列化」や「医療財政の健全化」が透かして見える。

【文献】
＊注1　日本臨床倫理学会が日本版POLSTを発表している。詳細は、日本臨床倫理学会ホームページを参照されたい。
＊注2　LCPの日本語版が開発されており、日本ホスピス緩和ケア研究振興財団を通じてマニュアルが配布されている。http://www.lcp.umin.jp
＊注3　2014年に調査結果が出された。事前指示や終末期をめぐる人々の意識が見えてくる。
＊1　竹中克久：組織の理論社会学―コミュニケーション・社会・人間―文眞堂．2013．

18 の論点

1　事前指示は協同的意思決定プロセスを経て作成されるべきである
2　事前指示書を含む ACP の取り組みは、今後地域の医療・介護など全体的視野を持って行われるべきである
3　適切で実効性のある ACP を実現するためには、病院という組織の状況を十分に考慮する必要がある

　服部氏は、事前指示書と意味と現実的問題および ACP の取組みの重要性を説明します。そして、その有効活用と病院内倫理委員会と倫理コンサルテーションという相談支援に実効性を持たせるためには、病院組織の実態を十分に把握し、それらに対応したものにする必要があると結論しました。まったく同感です。
　私も今まで複数の市中病院や大学病院における倫理委員会にかかわってきました。職員数千人を抱える大病院の巨大組織においては、1つの活動、1つの決定をするのも大変ですし時間もかかります。また純粋に倫理のことだけ考えて意思決定するということは、極めて稀というより、基本的には皆無ではないでしょうか。この事態はたとえ職員が 100 名であってもあまり変わらないかもしれません。
　新しい試みの役割分担や権限および責任も明確にならないことが多いでしょう。そのため、氏が述べたような事例が発生するのでしょう。新しい書類も仕組みも委員会も、組織を挙げて理解して支持して動かさないと役立ちません。外部評価をきっかけに筍が生えるようにできた臨床倫理委員会も、組織の多くの構成員がその存在価値を理解し、自発的に取り組まなければ、単に面倒な委員会が1つできただけという話になり、開店休業状態になりかねません。
　私が医療倫理学を始めた 1993 年頃には、事前指示という言葉は日本では知られていませんでした。インフォームド・コンセントも定着していなかった時代です。そのころから考えると、現場で事前指示をいかに有効活用するのかが喫緊の問題として議論されているのは、隔世の感があります。いつか我が国にも患者の意向にしたがった生命維持中断が当たり前になる時代が来るのでしょうか。

19

精神科患者への強制的な治療における倫理的問題

倫理と基本的人権

大西香代子
園田学園女子大学人間健康学部人間看護学科　教授

例えば、あなたが高熱で受診したとしよう。診察した医師は、確定診断に必要な検査の指示、治療の提案をするだろう。時には、入院が必要と告げるかもしれない。その時、あなたがその診断や治療方針に納得できなければ、「あなたのために必要だ、治療しないと大変なことになる」といくらいわれても拒否することができる。いったん入院したあとでも、医師の「退院は認められない」という言葉を振り切って、自己退院ができる。

しかし、あなたの罹っている疾患が、致死率が高く感染力の強い一類感染症であった場合には、あなたの同意の有無にかかわらず入院させられることになる。これは感染症法に基づくものであり、「これらの者（感染症の患者等）の人権を尊重しつつ」感染症への対策を進めていくことになる。このような強制的入院が認められるのは、そうしなければ多くの患者・死者が出ると予測されるからであり、個人の自由を（一時的に）制限するという人権侵害と多数の生命とを比較考量した上でのことである。この場合、倫理的に問題はあるものの、多くの人の理解を得やすいだろう。また、治療を行うことも、患者本人の希望に沿うものであろう。このことを念頭に置きつつ、精神科患者の場合を考えてみよう。

精神科への強制入院における倫理的問題

我が国の精神科病床への入院形態は、主として任意入院、医療保護入院、措置入院の3つである。このうち、上述の感染症と同様、患者本人の利益というより、第三者（社会）の安全や利益を優先して（ポリス・パワーと呼ばれる）強制的に入院させる場合の形態が措置入院である。

措置入院は精神保健福祉法で「精神障害のために自身を傷つけ又は他人に害を及ぼすおそれがある」場合として認められている。措置入院患者は1970年の7万6597人[*1]をピークに年々減少し、2013年度末では

1482人（入院患者の約0.5％）*2となっている。

　この著しい減少は、医療の進歩によるところもあるだろうが、1988年の任意入院制度導入以前は、患者の医療費自己負担がないことを理由に措置入院とされることも多かったためである。これは、患者の経済状態への配慮と考えることもできるが、家族の意向を先取りした形で患者の権利が侵害されていたともいえる。いずれにせよ、「自傷他害のおそれ」という規定のあいまいさが、恣意的な適用と入院の長期化を招いた一因と考えられる。

　では、自傷他害のおそれがなくなるまで入院を継続することは、本当に社会防衛に役立っているのだろうか。幻覚や妄想など精神疾患の症状のために他害行為を行う危険性は、治療が行われ、症状がコントロールできれば、極めて低くなる。しかし、そもそも精神科を受診していなかったり、受診歴があっても中断していたりすると、症状が激しくなり、幻聴の命じるまま、あるいは妄想によって自分や大切な人を守るためと思いこんで、他害行為に及んでしまうのである。

　したがって、措置入院（あるいは、すでに他害行為を行って医療観察法の下での入院）をしている人を長く病院にとどめておくことに意味はない。むしろ、いったん入院させられると退院できないとの思いが、受診をためらわせることにつながり、危険性が増してしまうのである。具合が悪いと思ったら気軽に受診でき、よくなったらすぐ元の生活に戻れるという安心感こそが、社会の安全にとっても重要と考えられる。

　もう一つの非自発的入院形態が医療保護入院である。これは、本人が入院の必要性の判断ができず、精神保健指定医が診察して「本人の医療と保護のため」に入院が必要と判断し、家族の同意が得られた場合になされる入院形態である。医療保護入院は任意入院に次いで多く（2012年現在13万5740人）、精神科入院患者の44.9％を占めている*3。

　医療保護入院の倫理的問題の一つは、司法の介在なしに、特別な資格

を持つとはいえ医師が（家族の同意を得て）強制的に入院させることができる点にある。これは、本人には判断能力がなく、本人のために入院させるという、パターナリズムに基づくものであるが、患者本人が入院の必要性を認めなければ、そのこと自体が病識のなさ、判断能力の欠如と判断されてしまいかねないという問題をはらむ。

　もう一つの問題は、「家族」の同意で強制入院がなされることである。以前は、家庭裁判所により選任された「保護者」の同意を必要としていたが、この保護者には、治療を受けさせる義務などを負わせており、それが保護者に過重な責任を課し、かえって退院を阻害する要因となっているとして、2013年に「家族（配偶者、親権者、兄弟姉妹等の扶養義務者）」へと改められた。保護者の責任が軽減された反面、家族の中での優先順位がなく、家族の一人でも同意すれば、強制的入院となってしまう可能性も否定できない。家族が必ずしも本人の利益を考えて判断するとは限らないのも精神科の特徴といえるだろう。また、保護者の義務が外されたことで退院が容易になったかといえば、やはり家族が反対しているので退院できないという患者は多い。

　医療保護入院に関する上述の倫理的問題は、法制度に関するものであるが、実際の運用面では、認知症患者の入院の増加という問題点が挙げられる。

　精神科病床に入院している認知症患者は2012年の統計では4万人近くにのぼり[*3]、多くは認知症専門病棟に入院しているが、一般病棟にいる患者も少なくない。その結果、外へ出ていって事故に遭う危険をなくそうとすれば、病棟に鍵をかける閉鎖処遇にせざるをえなくなってしまう。また、精神科に入院する（させられる）認知症患者は、BPSDが激しい場合が多いが、いずれの病棟も40〜60床と大規模で、住み慣れた家庭的な環境とはほど遠く、症状の改善に適しているとはいい難い。

　精神科病床のナースの配置は、一般病床の3分の2でよいという「精

神科特例」が今も残っており、精神科医療の診療報酬の低さとも相まって、1人ひとりに目を配り、個別性に応じたケアを行うことが困難となっているのである。

自発的入院にひそむ倫理的問題

　精神科病床への入院は、すべて精神保健福祉法によって規定されているが、そこでは「本人の同意に基づいて入院が行われるよう努めなければならない」として、本人の同意による「任意入院」を基本としている。
　2012年の「任意入院」患者は16万2808人、全体の53.9％[*3]ともっとも多くを占めているが、その割合は1999年の70.1％[*1]から、年々減少しているという問題がある。その背後には、精神科急性期病棟の増加や上述のように認知症患者の増加が影響していると考えられる。
　また、本人の同意に基づく自発的入院とはいえ、身体科に入院するのとはいくつか異なる点がある[*注1]。基本的に本人の希望により退院できるが、精神保健指定医が必要と認めた場合には72時間に限り、退院をさせないことが認められること、それに外出や外泊はできる限り認められる、すなわち認められない場合もあることである。
　本来、自分の意思で入院し、自分の意思で退院できるはずの任意入院患者だが、その51.5％（8万3788人）は、終日閉鎖の病棟に入院している[*3]。終日閉鎖の割合は年々増加しているが、これは、認知症患者の入院で病棟が閉鎖されてしまうことも影響しているだけでなく、事故が起きた際に責任を問われないようにと考える傾向が強まっているように感じられる。病棟外に出るのは、本来保障されるべき自由であり、社会復帰にとっても重要である。
　入院形態にかかわらず、長期入院の患者が多数存在することが、精神科医療における最大の倫理的問題といえよう。3カ月未満で退院できる

患者が5万7000人に増加（全体の18.9%）している一方で、10年以上入院している患者は6.7万人（全体の22.2%）、そのうち約3.3万人（全体の11.0%）は20年以上入院している。[*3]

　10年、20年前のことを考えてみてほしい。公共交通機関の料金システム、インターネット、物価の変動などさまざまな面で社会は変化してきた。また、家族も親の代から兄弟の代へと変化し、患者の居場所がなくなっていく。その中で、金銭や私物の管理もナースが行うような環境に順応してしまった患者にとって、退院するのがいかに大変なことか想像に難くない。そうして、長期入院はますます長期化していく。

　50年近く前に出されたクラークによる報告[*4]では、「5年以上在院している患者数は増加し、しかも、これらの患者の大多数は25歳から35歳の若い人々であった。ふつうに寿命をまっとうするとなれば、この患者はあと30年間も病院に在院する可能性がある」と書かれているが、まさにそのとおりとなったわけである。この背景には、クラークが指摘したように、病院が「人口の中心地から離れた安い土地」に建てられたことで社会復帰が困難になったこと、また精神科病院の80%以上が民間によるもので、収入に響くために病床の削減が進まなかったことが挙げられる。人口1000あたりの精神科病床数は、イタリア0.1、イギリス0.5と欧米ではおおむね少ないが、日本は2.7と突出して多い。[*3]

強制的な治療における倫理的問題

　精神科患者に対する強制的な治療というのは、広義には強制入院も含まれるが、狭義では、治療そのものを強制的に行うような場合となろう。例えば、がんなどの身体疾患では、患者本人が自分の価値観に照らして提案された治療を拒否した場合、その自己決定は尊重される。

　しかし、精神疾患の場合には、どうだろうか。米国で病状が悪化し、

保護室に隔離された経験者の話では、処方された薬を見て、「これは服用するが、これとこれは服用しない」と告げたところ、その判断が自己決定能力のある証拠と見なされ、注射など自分が同意しない治療は一切行われなかったそうである。

　精神科の強制治療には裁判所の指示が必要という米国のやり方が本当に本人の利益になるか否かは議論の余地があるとしても、日本では、処方された内服薬の服用を拒否すると、注射をされることになったりする。これは治療拒否が、入院の場合と同様、自己決定能力欠如とみなされて治療が進められることになるからである。

　中には、「私はアレルギー体質だから困ります」と身を引いたにもかかわらず、ナースに押さえつけられて注射され（医師も黙って見ていた）、その副作用のアカシジア（静座不能症）で大変つらい思いをしたという精神科ユーザーもいる。この注射は抗精神病薬のデポ剤で、約1カ月効果が続く。つまり副作用も持続するものであったために、1日2時間しか眠れず、それ以外は疲れているのに歩き回らざるをえないという苦しい体験だったという。

　感染症における本人の意に反する入院が容認されるのは、感染のおそれがなくなるまでの期間限定だからだろう。それが長期化すると社会に戻れなくなってしまう。精神疾患は、ハンセン病とは異なり、法的に隔離が強制されるわけではないが、医学的判断で強制入院が可能で、社会的なスティグマから地域に戻りにくく、人生を奪われたという点で重なる部分も多い。10年、20年、中には40年以上も病院の中に入れておかれることはどう正当化されるのだろうか。

【文献】
＊1　厚生労働統計協会：国民衛生の動向. 49(9). 2002.

＊2　http://www.mhlw.go.jp/toukei/saikin/hw/eisei_houkoku/13/dl/kekka1.pdf
＊3　精神保健福祉白書編集委員会：精神保健福祉白書2015年版．中央法規出版．2014．
＊4　デービッド・クラーク：日本における地域精神衛生―WHOへの報告．1968．
　　　http://nvc.webcrow.jp/CK5.HTM
＊5　広田和子：ユーザーの視点からインフォームド・コンセントを考える．インフォームド・コンセントガイダンス―精神科治療編―．先端医学社．p.39-56．1999．

＊注1　内科、外科などのいわゆる一般科のことである。「一般」科という表現は、それに対比される精神科が特殊ということになり、精神科で働くものは一般科という言葉を用いない傾向にある。
＊注2　関口明彦氏の第23日本生命倫理学会シンポジウムでの発言より引用。

19 の論点

1 多数の長期入院患者が存在することが精神科医療における最大の倫理的問題である
2 家族が本人の利益を考えて、患者の治療方針を判断するとは限らない
3 自傷他害の恐れがなくなるまで入院継続しても社会防衛にならない可能性がある

　大西氏は、我が国の精神科患者に対する強制入院と強制治療にかかわる数多くの倫理問題を取り上げるとともに、自発的な入院であっても個人の自由の権利が侵害されることがあると論じます。我が国の精神科病床数は諸外国に比べ非常に多く、多数の患者がもはや社会復帰できなくなる程長期に入院している現実も教えてくれました。精神科医療には、患者の基本的人権にかかわる未解決問題が今も山積みのようです。医療は人々の幸せな人生を支えるものだと思いますが、氏が指摘するように、人生を奪ってしまってはいけないでしょう。純粋で明白な医学的理由がない状況で、数十年も患者さんを病院の中に留めておくことは正当化されません。
　氏が言及しているように、精神疾患と感染症には共通点があります。この２つの疾患は他者に対する影響を持ち得るという意味で、ともに公益に強くかかわり、その維持のための患者情報の開示・通報や被害予防のための隔離の是非など、個人の権利と公益のバランスが問われる困難な状況が時に発生します。社会防衛および患者の最善利益の名の下に、強制入院のみならず強制治療が問題になるのも同様でしょう。
　加えて、長期入院によって社会復帰が困難になる事態も、生涯絶対隔離を強いられたハンセン病患者と共通していますね。場合によっては家族の反対で退院できない点も同じではないでしょうか。ネガティブな社会的烙印を押され、偏見差別の対象にされ、共同体から排除されてしまうのも同じかもしれません。
　最後に、患者が入院または治療の必要性を認めなければ、それだけで意思決定能力が欠如していると判断されてしまうとすれば、とても恐ろしい事態だと思います。

20

HIV/AIDSの患者にどう接すればよいのか？

日本の社会における差別・スティグマ

大北全俊
東北大学大学院医学系研究科公衆衛生学専攻公共健康医学講座医療倫理学分野
助教

「HIV/AIDSの患者にどう接すればよいのか？」というタイトルで文章を書くといったのは私自身であるから、誰のせいにもできないのだが、しかし、改めてこのタイトルに向き合ってみると、どうにも違和感を拭えない。少し言葉を入れ替えれば、このタイトルのおかしさは伝わるのではないかと思う。
　「メガネをかけた人にどう接すればよいのか？」
　どうって、なにが問題？　まずはそのように思うのではないだろうか。では、せめてなにかしら健康上の問題に言葉を変えてみよう。
　「高血圧の人にどう接すればよいのか？」
　本書を手にとる人の多くは医療関係者あるいはそれをめざす人たちだろう。医療に携わるものとして、食べるものに気をつけるようにそれとなく伝えるべきかどうかとか、そのくらいは気にかけるかもしれない。しかし、高血圧であるということは、どう接するべきかわざわざ頭を悩ませることではないだろう。
　「HIV/AIDSの患者にどう接すればよいのか？」
　メガネをかけた人や高血圧の人と同じく、ただそれについては「別に」と答えればいいのではないだろうか。HIV/AIDSであるか否か、そんなことより、「その人」がどういう人なのか。「その人」とどこで、どういう関係で、何者として会っているのか。なんらほかの人と変わらない仕方で、接すればいいのではないか。
　しかし私自身、なにかしらこの問いに意味があると考えたから、自らこのテーマを提案した。多少言い訳めいたことをいえば、この問いに意味があると考えているのはおそらく私一人ではない。
　今は少し離れてしまったが、私はHIV感染症の検査や相談事業などにかかわってきた。HIV感染に不安を感じる人、そして感染した陽性者、その周りにいる人などが相談の対象者である。そのような業務に携わるまでに多くの研修を受ける必要があるのだが、それらの研修はおおよそ

「HIV/AIDS の患者にどう接すればよいのか？」ということをめぐるものだったといっていい。座学の講習からロールプレイ、そしてスーパーバイズされながらの見習い期間など、ほぼ 1 年近くかかった。

　私が、医療や社会福祉、心理カウンセリングなどの専門職者ではないということもあっての研修量ではあったが、しかし、仮にそれらの専門職者であっても、HIV/AIDS については特別に研修のメニューが用意されている。よって、「HIV/AIDS の患者にどう接すればよいのか？」という問いは、それなりに社会的な問いであるといえるだろう。

　それが社会的な問いであるということの例の 1 つとして、日本でも数多くの HIV/AIDS に関するマニュアルがつくられていることがあげられる。参考までにエイズ予防財団が開設している web ページ「エイズ予防情報ネット API-NET」[*1]にアクセスしてみてほしい。そこに「マニュアル・ガイドライン」というページがあり、対象者やテーマに分けて 30 ほどのマニュアル・ガイドラインが掲載されている。

　例えば、その中に『社会福祉施設で働くみなさんへ』というものがある。タイトルにあるように社会福祉施設の関係者を対象に「HIV/AIDS の患者にどう接すればよいのか？」ということについて作成されたものである。ページ数にして 50 ページある。イラストをまじえながらわかりやすく解説しているため読みやすくなっているが、それでもしっかり読み込むとそれなりのボリュームがある。二部構成になっていて、第一部は HIV/AIDS の基礎知識について記述されている。HIV の感染経路、そしてその感染力は肝炎などよりも弱いこと、HIV 治療や制度の現状、そしてスタンダードプリコーション（標準感染予防策）について。ほかの利用者や施設の関係者への感染はまずおこらないこと、そして治療を継続していれば状態は安定し日常生活をなんら支障なく送れるということ。つまり、医学的にみて HIV 感染症は、社会福祉施設で受け入れるにあたりなんら特別な対応を必要とはしない疾患である、ということが

前半で伝えたい趣旨だといっていい。

　第二部は、社会福祉施設として HIV 陽性者を受け入れるための組織としての体制づくりについて記されている。この箇所は、そもそもなぜこのような冊子がつくられたのか、ということにかかわっている。HIV 感染症は治療方法の進展により慢性疾患の 1 つ、と呼ばれるようになっている。そのため、高齢化し自立困難な HIV 陽性者も増え始めている。しかしながら、HIV 陽性者をすんなりと受け入れる社会福祉施設は必ずしも多くはない。この冊子の中で、役所に入所を相談した段階で HIV 陽性者の受け入れ施設はないといわれたソーシャルワーカーの経験について記述されている（この事例の場合は結果的に相手側に理解され入所に至っている）。

　この冊子がつくられたのが 2011 年。現在も同じ状況であるかどうか確かなことはいえないが、これまでに HIV 医療に携わる人たちが社会福祉施設職員を対象に講習会などを開き、地道に理解を広めることでその裾野を広げてきた。社会福祉施設での受け入れを進めていくためにこの冊子は作成された、というわけである。

　しかし、この冊子を読み終えてその内容を理解すれば、社会福祉施設が HIV 陽性者を受け入れるにあたり、HIV 感染症そのものについて気をつけるべきことといえば、出血があった時などの対応くらいだということに気づくだろう。もっとも、出血などがあった場合は、肝炎キャリアや、なにか感染症を持っているかどうかさえわからない場合もあるのだから、スタンダードプリコーションで対応すれば十分である。そしてそれはなにも HIV 感染症に限った話ではない。ということは、HIV 感染症に限定したこの 50 ページにわたる冊子は、実は「不要」のはずではないだろうか。「メガネをかけた人にどう接すればよいのか？」という問いがほぼ無意味なのと同じように。

日本における HIV 感染症対策と差別・偏見

　ことはこういったマニュアル・ガイドラインばかりではない。これらマニュアル・ガイドラインのおおもとに、HIV/AIDS 対策について規定している指針がある。「感染症の予防及び感染症の患者に対する医療に関する法律」（感染症予防法）に基づく「後天性免疫不全症候群に関する特定感染症予防指針」（エイズ予防指針）というものである。HIV 感染症の予防および陽性者への「人権を尊重した良質かつ適切な医療の提供」、両者を含んだ総合的な HIV 感染症対策の方向性が示されている。

　この指針には、「個別施策層」という言葉が記述されている。これは「感染の可能性が疫学的に懸念されながらも、感染に関する正しい知識の入手が困難であったり、偏見や差別が存在している社会的背景等から、適切な保健医療サービスを受けていないと考えられるために施策の実施において特別な配慮を必要とする人々」のことである。

　具体的には「青少年」「外国人」「MSM」「性風俗産業の従事者および利用者」「薬物乱用者（この用語については適切であるか否か議論があった）」である。このうち MSM とは「Men who have Sex with Men」の略で男性と性行為をする男性のことを意味する。

　HIV 感染症に対する世界的な取り組みを担う WHO や UNAIDS（Joint United Nations Programme on HIV/AIDS：国連合同エイズ計画）においても、「Key Populations」といって、HIV 感染症に脆弱とされる人々で、HIV 感染症対策を進める上でその人たちのニーズに取り組むことを不可欠とする、そういった人々を規定している。グループとして 5 つあげられており、「MSM」「監獄などの収容施設にいる人々」「静注薬物使用者」「セックスワーカー」「トランスジェンダー（生まれた時に割り当てられた性別とは異なる性別のあり方に親和性を感じる人たち）」となっている。

日本のHIV感染者の内訳を「平成26年度エイズ発生動向年報」でみてみると、2014年に報告された新規のHIV陽性者のうち72.3％が男性の同性間の性的接触による感染であった。個別施策層およびKey Populationsで「MSM」とされる人たちである。この数字は保健所などで陽性の結果を知らせる時に確認する感染経路の報告であって、実際はもっと多いのではないかということはよくいわれている。初めて会うような保健所職員や医療関係者に、HIV陽性判定の結果を知らされつつ、自分が同性間の性行為で感染したと報告することにためらう人がいることも容易に想像できるからだ。実際、報告の時点で「異性間」と報告している人のうち、本当は「同性間」で感染していると認識していた人が約3割いるという調査もある。さらに、このような回答は、検査結果を知らせる人の態度が「高圧的だった」「責めるような感じだった」という場合により多くなるという[*2]。このような「いいにくさ」のもとに同性愛に対する差別や偏見が関係しているだろうということは、紙幅の関係上ここでは指摘するにとどめておく。
　HIV感染症はウイルスによる感染症であるから、感染するか否かはそれが誰であるかといったことと本来関係がない。ウイルスは人を選ばない。しかし、雨はおおよそ等しく降り注ぎながらより低い場所に水がたまるように、HIV感染症も感染に脆弱な人たちがいて、実際その人たちに感染が集中している。それが「個別施策層」や「Key populations」とされる人たちである。
　私が受けた研修はこういった背景に注意を向けること、そのことの繰り返しだったといってよい。プライバシーへの配慮を基本としながら、同性間の性行為などのセクシュアリティに関すること、セックスワーカーであることや薬物を使用していることなどにどう応答するか。結局のところ、応答するものとして求められていたものは、少なくとも、感染リスクのあるとされる行為にまつわる「いいにくさ」をよりいいにく

い状態にしないこと、いったことを後悔しないようにすること、であったように思う。

その人たちの抱える脆弱さを否定しない、裁かない。もしそのようにすることでより脆弱な状態に相手を陥れるのであれば、おそらく「私」は「その人」と出会わないほうが、いい。

無意味な問いとなるために

ここまで記してみると、どうやら「HIV/AIDSの患者にどう接すればよいのか？」という問いは、単なる治療技術や感染管理の問題だけではなく、社会的な問題、HIV感染症それ自体に対する、また感染に脆弱な人たちにまつわる差別やスティグマといった問題と関係するがゆえに、問いとして意味を持っているようだ。

50ページにもわたる社会福祉施設関係者を対象とした冊子も、指針も、WHOやUNAIDSなどのガイドラインも、私が受けた研修も、そもそも相談事業という存在それ自体、意味を持ち、必要とされているのはこういった事情による。「メガネをかけている人にどう接すればよいのか？」という問いと同じようにはいかないらしい。いまだ日本では、看護師がHIVに感染していることを本人の承諾なく職場の医療機関に告知され、しかもその職場から退職を余儀なくされるという事件が発生し裁判になったばかりだ。

しかしそれでも、「HIV/AIDSの患者にどう接すればよいのか？」という問いは、どうしても意味を持たなければならないのだろうか。どうでもよい無意味な問いになるということは、不可能なのだろうか。

話は変わるが、ヴィトゲンシュタインという哲学者がいて、その人の本に『論理哲学論考』という非常に風変わりな著作がある（風変わりではない哲学の本は何かといわれると困るのだが）。その終わりのほうに

このような文章がある。

　わたくしを理解する読者は、わたくしの書物を通りぬけ、その上に立ち、それを見おろす高みに達した時、ついにその無意味なことを悟るに至る[*3]。

　ヴィトゲンシュタインの哲学とは異なるけれども、HIV/AIDS についてよくよく理解した「読者」は、「HIV/AIDS の患者にどう接すればよいのか？」という問いを無意味と悟るのではないか、と思う。そうして、あまねく人々がこの問いを、無意味、と悟った時、この問いはその意味を失う。

　ウイルスを簡単に体内から消し去る治癒の方法が見つかれば、もちろんこの問いは意味を失うだろう。しかし医療とは別のやり方で、この問いの意味を失うことはできるかもしれない。そしてそれは、医療とはまた別の治癒の方法といえるかもしれない。

【文献（URL）】
*1　http://api-net.jfap.or.jp/index.html
*2　HIV 陽性者の視点で読み解く長期療養時代．http://chokiryoyo.ptokyo.org/index.html
*3　L. ヴィトゲンシュタイン．坂井秀寿ほか訳：論理哲学論考．法政大学出版局．1968.
*4　HIV マップ．http://www.hiv-map.net.

20 の論点

1　この問い自体が無意味になる社会の実現が望まれる
2　診断しても裁かない
3　20における本当の問いは「色めがねをかけた（偏見と差別意識を持った）人々をどうすればよいか」である。

　大北氏は「HIV/AIDSの患者にどう接すればよいのか？」という問いが、現代の日本社会で大きな意味を持ってしまう状況自体が問題ではないかと指摘します。ほかの疾患の人々とまったく同様に接すればいいのに、当該患者さんを変に恐れたり、不当に忌避したり、高圧的に非難したりする医療専門職や一般の人々がいる社会状況こそが、たださるべきであると私は理解しました。まったく同感です。

　HIV感染症がコントロール可能な慢性疾患となり、高齢で要介護の陽性者も増えてきましたが、彼らをすんなりと受け入れる社会福祉施設が必ずしも多くない現状も教えてくれました。医学の進歩とその結果としての高齢社会出現の賜物でしょう。特別扱いする必要のない時に特別扱いするのは好ましくなく、やめなくてはなりません。別扱いするには相応の理由が必要ですが、他疾患同様の注意さえしていればよいので、正当な理由はありません。正当な理由がないのに、特定のグループに属する人を別扱いするのを差別といいます。

　今の世の中には、氏が論説で例としてあげた『社会福祉施設で働くみなさんへ』と同様に位置づけられるマニュアル、ガイドラインが氾濫しています。研究不正防止ガイドライン、セクシャルハラスメント予防マニュアル、適正な学科試験実施マニュアルがすぐに思いつきます。もちろんそれらは現実的には必要なのですが、理想的にはないほうがよいものでしょう。今後も必要な可能性が高いですが、医学や看護、倫理や法律がなくなるのが理想なように、この種のものが必要のない社会になってほしいものです。

　最後に事実の「いいにくさ」への言及もとても重要だと思います。医療者の安易で一面的な人間評価はやめなくてはなりません。

21

病院におけるルーチン化したお見送りは、倫理的に問題はないのか？

死亡退院時における2つの問題提起

正木左希子
熊本大学大学院生命科学研究部生命倫理学分野　博士課程

日本では一般的に死亡退院時にお見送りを行っている。筆者はニュージーランド（以下、NZ）でのナースとしての経験を経て、日本でナースとして死亡退院時の一連の流れを経験していた時に、なぜ日本の医療者は、病院の外まで遺体・遺族を見送るのだろうか？　という疑問を抱き、研究を行った。その研究は、ナースと遺族の2グループを対象としたインタビュー形式の研究であった。

研究の結果

　小規模な研究であったため、研究結果の一般性に限界はあるが、さまざまな知見が得られた。
　多くのナースが見送りに対して肯定的で、「ナースの役割である」「ねぎらいの時間である」「礼儀である」「日本人として見送ることは当たり前である」などと回答し、ナースから見送りはやめるべきだという強い意見は出てこなかった。
　否定的な意見の中には、「勤務が多忙な時、ほかの仕事が気になり見送りに集中できない」「ケアをしたことのない患者・遺族の見送りに気持ちは入らない」などの意見があった。
　ほとんどのナースが死後処置の際、また霊安室においてなんらかの礼儀的作法を実施していた。しかしその作法はあいまいで、霊安室ではみようみまねで行っているというナースもいた。さらに、宗教的な葬送儀礼を行ってはいるが、患者や遺族の宗教を確認せず行っているとも述べていた。まったく別の宗教の葬送儀礼を行っている可能性もゼロではないだろう。故人の宗教を確認しないということは、現代日本人の信仰心が反映されているようだ。
　一方、見送られる側の遺族にも賛否両論があった。見送りに参列する医療者へ「ありがたい」や「うれしい」の感謝の念を抱いたと見送りを

肯定する意見があった。否定的な意見としては、「見送る時間があればほかの患者にその時間を使ってほしい」「自分たちが必要とした時、時間をつくってくれなかったにもかかわらず、見送る時間はあるのかと思った」「形式的な行為に感じた」などの意見があった。

研究のアンケートの中から、今回、医療現場で死亡退院時に遭遇されやすいと思われる2つのシーンを選び、問題提起としたい。

問題提起①「ちょっとお見送りに行ってくる」

これは、見送り業務を遂行すべく病棟を離れる時のあるナースの申し送りの言葉である。通常退院は病院の外まで見送らないのに、死亡退院時はなぜ外まで見送るのか？

国によって文化は違う。死亡退院時のお見送りにもその国に特有な慣習が反映されている。日本では、医療者が生前と変わらず声がけをしながら死後処置を施し、病院の外までお見送りをする慣習がある。海外は土葬の文化も多く、専門家が病院から遺体を引き取り、エンバーミングを施す国もある。この場合、遺族が移送中や施術中は、遺体に寄り添っているわけではない。また、医療者と遺族は病室で遺体を囲み、追悼／哀悼の時間をもって最後のお別れとなるNZのような国もある。

医療者が病院の外まで見送る慣習には、日本人の礼儀としての、終わり際を美しくする心や、余韻・後味を大切にする心が色濃く現れており、全国で同様の見送りが行われているのかもしれない。インタビューであるナースは、「死亡退院は病院の外までお見送りしたいと思うし、私は見送りのない病院で死にたくない」と外まで見送ることが大切だと述べていた。

人が亡くなる時に立ち会う職業はそう多くない。初めてお見送りをする時は、患者や遺族との時間を思い返し、目頭が熱くなる医療者も多い

と思う。だが、人を看取ることに慣れると、上述のように「ちょっとお見送りしてくる」などという発言が出てくるのである。「ちょっとCTへ連れて行ってくる」、「ちょっと薬を渡してくる」と同じような感覚で発言しているように思える。大切な人を失った悲しみの中にいる遺族にとって、「ちょっと見送りに」というナースに見送られたいと思うだろうか？　思いは態度に自然と出るものである。「ちょっと」などという感覚でお見送りを行うのは適切な態度ではないと考える。

　インタビューで、あるナースは、「見送りは残された者同士の挨拶の場であるため大切な時間である」といった。大切な人を看取った悲しみを共感できる遺族と医療者にとって、最後の別れの場となる遺体の見送りの時間はグリーフワークとしても大切である。

　ナースが自身の死生観を育んでいる場合、遺族が家族の死に対峙している時、その現実を自分のことのように感じ、共感する気持ちや相手に対する思いやりを持つことができると考えられる。よって、人の死に直面しケアを行う者として、経験を大切にナース１人ひとりが死生観を培い、その経験をもとに、新人ナースに見送り時のマナーや意義、配慮すべき点を教えることで、見送られる側が、ありがたいと思える見送りになるのではないだろうか。

　医師の態度を不愉快に思った遺族からは、「遺族側に不快感を与える見送りならば、見送られないほうがよい」という意見もあった。また、見送りの時間をほかの患者の治療にあてるべきだと主張する意見もあった。必ずしも現在行われている遺体の見送りの形式をとらなくてもよいのかもしれない。

　最も望ましい遺体の見送りを評価する指標は、家族の満足度ではないだろうか。そのため遺体の見送りで重視するところは、遺体への敬意を込めた扱い方と、遺族のグリーフワークにつながる精神的サポートである。死後の処置から始まる遺体の見送りの中で、遺族と医療者が悲しみ

を分かち合い、互いにねぎらいの気持ちや感謝を表現し、最後の挨拶を交わすことは大切だ。

　なぜ通常退院では外までの見送りはなく、亡くなった患者の死亡退院時の見送りだけ外まで見送るのか。ナース1人ひとりが、その違いを認識し、見送りに望む時に、その大切さを見出すことも大事なのかもしれない。

問題提起②「ご遺体を一人にするなんて、信じられない」

　ほかの患者・家族への配慮から、遺体の移送中エレベーターを専用搬送に切りかえる作業を行う際、遺体を人目にふれないところへ安置した。そんな短い時間でも「ご遺体を一人にするなんて、信じられない」と先輩ナースが注意した。入院中、患者が一人でいることは珍しいことではないのに、患者から遺体に変わったら常に付き添うべきという慣習は必要なのだろうか？

　日本人固有の死生観に、死後の人間は霊魂として存在し、「死者」として生き続けるというものがある。このような日本人の認識により、最後の清拭の際、水ではなくお湯を使うことで「亡くなった人が冷たく感じないように」と生前と変わらないケアを行う配慮がある。遺体はまだ感覚があるという信念がこのようなケアに反映されている。

　また、亡くなった人へ手向ける線香の火を絶やさないように、皆が気を配り、遺体の側で過ごす慣習も古くから行われているが、この慣習が派生したのだろうか、日本の看護学校や医療施設では、遺体には必ず誰かが付き添うようにと教育されているようだ。これは、死者に寂しい思いをさせないという配慮からだろうか。または、残された遺族の感情を大切にする配慮が、付き添うというケアにつながっているのだろうか。

　少なくとも筆者の経験では、NZの病院で遺体を一人にしても、ベッ

ドから転倒する危険性もゼロである以上、注意されることはまずなかった。海外の人には持ち合わせない感情なのかもしれない。

研究に基づく提案

　自然と身についている慣習や、相手を思いやる心が、医療行為には含まれない死後の処置や見送りでのこうした配慮につながり、日本人独特の風習になっているのだろう。それをありがたく思う遺族がいる限り、日本特有の死生観を大切にすることは十分な意義があるのかもしれない。
　しかし反面、現在の日本の医療施設では個別のケアが望まれており、医療者の不足も叫ばれている。今後、遺体の見送りについて個別の見送りが行われてもおかしくはない。そのほうが、医療者も遺族も満たされるのかもしれない。もちろん、遺族の気持ちを尊重することが大事であり、見送りを不要だという遺族の意見は取り入れてよいと考える。
　すべての死亡退院の見送りを行わなければならない、と考えられている現体勢の見直しが必要な時期ではないだろうか。

21 の論点

1 自国のルーチンを疑うことが、時には必要である
2 現在のお見送りにはさまざまな問題がある
3 人間は大抵のことには慣れてしまう存在である

　正木氏は今まで誰も疑問に思わず当然のこととして受け入れていた病院のお見送りについて問い直し、しっかりとした研究計画に基づいて調査し、今までにない所見を得ています。我が国の医療機関でお見送りが、どのようにして医療専門職の業務の一環として確立したのかはわかりませんが、遺族も医療専門職もさまざまな見解と感慨をもって、各自のお見送り・見送られ体験を思い出している様がうかがえました。氏の研究にようにノーベル（novel：今までにない）な視点を持った研究こそが、医療倫理の問題に関する研究調査には必須ではないでしょうか。氏の長い外国生活が今回の疑問を生み出したのでしょう。

　私も長年医療にかかわり何度もお見送りしましたし、最近はお見送りされる側にもなりました。お見送りは意義あることかと問われれば、「うーん」となってから「個々の状況による」と答える気がします。自分が一定期間以上担当していた患者さんが亡くなった場合、ぜひお見送りしたいと思うでしょう。一方、当直業務等で医師として死亡確認だけを担当した患者さんの場合は、お見送りしたいという願望はわいてきませんし、逆に自分はそのようなセンシティブで重大な行いにかかわってはいけない、そんな資格はないとすら感じると思います。

　やはり故人や遺族に対して、どんなものであれ深く強い思いを表出するのでなければ、本当の意味でお見送りもできないですし、お悔やみもできません。我々は慣れてしまう存在ですし、それは人生を生き抜いていくために欠かせない能力でしょう。しかし「ちょっとお見送りに行っている」くらいなら、行かないほうがましではないでしょうか。正木氏の提案はとても重要だと思いました。

22

慢性疾患を抱える患者と家族が自分らしく生きていけるには、どんな医療が必要か?

医療者の役割と支援

圓増　文
東北大学大学院医学系研究科公衆衛生学専攻公共健康医学講座医療倫理学分野
助教

慢性疾患を抱える患者と家族が直面する問題

　近年、慢性疾患の罹患率は世界的に増加の一途をたどっている。日本でも、悪性新生物、高血圧性疾患、脳血管疾患、心疾患、糖尿病など、慢性疾患が関連して生じる死亡は死因の6割を占め、そうした疾患を抱える患者数も年々増加している。つまり、「慢性疾患を抱えて生きること」は、私たちにとってごく身近な問題の1つといえるだろう。では、もし自分や身近な人が慢性疾患を抱えた場合、生活の中でどのような問題が生じるのだろうか。

　慢性疾患は、その名が示すように、治癒困難あるいは治癒不可能であり、慢性の経過をたどる病気の総称である。つまり一度罹患すると、長期にわたって、場合によっては一生涯、治療が必要となる。こうした慢性疾患の医療に共通する特徴として、少なくとも2つの点をあげることができるだろう。

　まず、病気の進行を遅らせたり、発症を遅らせたり、合併症を予防したりといった、「予防」が主な治療目標となる点である。例えば、糖尿病医療の場合には、「糖尿病症状を除くことはもとより、糖尿病に特徴的な合併症、糖尿病に併発しやすい合併症、憎悪を防ぎ、健康人と同様な日常生活の質（QOL）を保ち、健康人と変わらない寿命をまっとうすること[*1]」である。またHIV感染症の治療の場合には、HIVの増殖を抑制し、AIDSの発症を予防することが重要な治療目標となる。

　次に、治療の効果を上げるためには、患者やその家族による治療への参加が不可欠だという点があげられる。例えば毎日の服薬や、食事療法・運動療法の実践、血圧・血糖値といった指標のモニタリングなどがあげられる。糖尿病の場合、食事療法や薬物療法は血糖値を下げるために重要な治療法と位置づけられている。またHIV感染症の治療の場合、服用方法が複雑な抗HIV薬の服薬を毎日、正確に患者が行っていくこと

は、治療の成否を左右することと位置づけられている。

しかし、患者やその家族にとって通常、このような形で治療に参加していくことは、けっして容易なことではない。なぜなら、先にも述べたように、多くの慢性疾患は、予防の観点から早期に治療が開始されるため、患者にとってなかなか治療の必要性を実感しづらいからである。加えて、治療の参加に伴って必要とされる活動は、さまざまな形で、これまでの生活やこれからの生き方と両立しないことがある。

例えば食事は、栄養の摂取という、医学的な意味があるだけでなく、人間関係の維持や意思疎通という、社会的・文化的な意味を持っている。そのため、食事療法の実施は、患者の生活にとって不可欠な、家庭や職場での活動と齟齬をきたすことがある。また、毎日決まった時間の服薬や血糖値の測定といった活動は、外出を難しくするといった形で、特定の職業に就いたりそのための勉強を阻んだりすることがありうる。

このようにして、慢性疾患を抱えることによって、患者と家族とは、病気によって自分らしく生きていくことを妨げられうるだけでなく、治療によっても妨げられうるという問題に直面する。では、どのように治療をしていけば「治療をしながらも自分らしく生きていくこと」が可能なのだろうか。

「治療をしながらも自分らしく生きていける」とは？

そもそも「自分らしく生きる」とはどのようなことか。例えば、慢性疾患を抱える患者が、自ら選んで薬を飲まない場合、それは、その人らしく生きているということになるのだろうか。

慢性疾患の基本的な治療目標として、よく「QOL」という言葉が使われることがある。これは、感染症中心の社会から慢性疾患中心の社会へという疾病構造の変化に伴って医療に導入された言葉であり、医療に

期待される役割の変化を表している。

　感染症で生命の危機にさらされていた時代、医療におもに期待されていたのは、病因を除去して患者の病気を治癒させること、そして病気やケガにより瀕死の状態にある患者を救命すること、また患者を少しでも長く延命させることであった。そうした時代の医療がめざしてきた事態を言い表すのに、病気がないという意味での「健康」や「無病息災」といった表現がある。

　これに対し、慢性疾患が社会の主要な病気となった現代において、医療に期待されているのは、もはや「健康」や「無病息災」にとどまらない。さらに、私たちが病気にかかったとしても、それでも自分らしく生きていくことができるように、私たちの生活を支えていくことも、医療の重要な役割だということが、広く認識されるようになったのである。つまり、「自分らしく生きる」とは、医療の文脈で言い換えるなら、「QOLをできるかぎり高く保つこと」だといえる。では「QOLを高く保つ」とは具体的にどのようなことなのだろうか。

　患者一般のQOLを高く保つのに必要な条件として、近年医療の領域でコンセンサスが得られつつあるものに、身体活動、意識活動、医療環境での活動、生活環境一般での活動の4つがあげられる[*2]。

　「身体活動」とは、身体を使った活動にかかわる条件である。例えば心身の機能、日常生活に必要な身体的な動作、疾患に由来する苦痛の有無やその程度、治療や療養行動に伴う苦痛の有無や程度（吐き気やめまい、しびれといった諸症状の有無など）といった項目からなる。

　「意識活動」とは、考えたり感じたりといった私たちの内的な活動にかかわる条件である。例えば、疾病に由来する不安や抑うつ、治療や療養行動に伴う不安や抑うつ、疾病や治療への理解、治療に対する意欲、将来の展望、満足感がある。

　「医療環境での活動」は、より広い文脈における患者の活動・諸条件

のうち、特に医療が直接かかわることが可能なものを指す。例として医療者とのコミュニケーションが良好かどうか、治療に関する情報が十分に得られるかどうか、服薬や血糖測定など、療養活動に必要な知識や技術を身につけることが可能かどうかといった点があげられる。

「生活環境一般での活動」とは、医療が直接かかわることができないものに関する条件を指す。例えば、毎日の食生活に困難を感じていないかどうか、家庭や職場での人間関係は良好かどうか、仕事・学業・家事と治療とが両立可能であるかどうか、外食や外出、宿泊など、仕事・学業に必要な活動が可能かどうか、といった点があげられる。

ただし言うまでもなく、どんな生き方が「その人らしい」のかは、その人が自分の生活やこれからの人生についてどのような希望を持っているのか、どのように評価しているのかに応じて変わってくるだろう。そのため各条件のうち、特にいずれの改善が優先されるのかについての判断には、患者の考えが反映されなくてはならない。その意味で、「どのような治療がより患者のQOLを高く保つのか」を判断するのに、患者の参加が不可欠となる。

しかし他方で、患者が望んだ治療方針だからといって、それだけでは「QOLが高く保たれている」とはいえない。例えば、患者が薬を飲まないからといって、それだけでは必ずしも「その人のQOLは高い」、それゆえ「その人らしく生きている」とは言い切れないだろう。なぜなら、そのような患者の選択は、必ずしも患者が自分の人生設計や生活についての考え方に照らして納得して選択したものとは限らないからである。

もしかすると、仕事や育児など、その人の現在の切迫した事項がただその都度やむなく優先されているだけかもしれない。またその人が薬を飲まないのは、薬についての誤解や理解の欠如に基づいているのかもしれない。どのように治療をすれば患者のQOLをより高く保つことができるのかを定めるには、患者の参加が必要なのはもちろんのこと、知識

や経験を持った医療者が参加して、患者と相談しながら、患者を支えつつ判断を導くことが不可欠となる。

患者とその家族の自己管理を支える医療

　ここまでみてきたように、ある患者が「治療をしながらも自分らしく生きていくこと」ができるためには、まずはその人自身が治療方針の決定にも参加することが求められ、医療者には、治療方針の決定に参加し、患者と相談し患者の判断を支えていくことが求められる。このような医療者と患者の関係は、近年、慢性疾患医療の場において「エンパワーメント」という言葉で強調されていることにほかならない。

　エンパワーメントとは、「自信を持たせること、力を与えること」を意味する英語empowermentに由来する言葉であり、患者の自己管理を支援する上での医療者の役割を表している。すなわちこの考え方によるなら、医療者の役割は、自己管理に関する患者の目標を一方的に定め、それを患者に指示することではない。患者自らが自己管理の目標を定め、それを実行したり見直したりするのを助けることが、医療者の役割であり、患者とは目標を共有し協力し合うパートナーの関係にあると理解される。

　英国や米国をはじめとする欧米諸国では、こうしたエンパワーメントの考え方が、慢性疾患にかかわる公的な制度設計において採用され、具体的な支援策が実施されている[*3]。また日本でも糖尿病医療の領域を中心として、近年こうしたエンパワーメントの考え方に基づく取り組みが広がりつつある[*4]。

　ただし、こうした医療における支援だけでは限界もある。患者とその家族が自分らしく生きていけるためには、自己管理に関する決定プロセスの支援に加え、さらに、それを実践に移すプロセスへの支援が不可欠

だからである。

　そうした支援は、医療の場だけでなく、家庭や地域社会など、患者の生活に深くかかわる場をまたがって体系的に提供されることが求められ、そこにおいて家族もまた、支援の対象として位置づけられる必要がある。2002年WHOのレポートでは、患者とその家族を包括的に支えるそのような支援の構想として、ICCC（Innovative Care for Chronic Conditions framework）が提案されているが、そこでは、医療保健サービスの断片化が、包括的支援の妨げとなるものとして位置づけられている。[*5]

　医療内で完結した支援を提供しようとするのではなく、全体的な支援システムの中で医療の役割を改めて見直し、ほかの支援システムと連携可能な医療の支援システムを考えていくことが、今後求められている。

【文献】
*1　日本糖尿病学会編：糖尿病治療ガイド2012-2013. 2012.
*2　圓増文：共通の価値に基づくQOL概念の再検討. 生命倫理. 24(1). p 4-14. 2014.
*3　Department of Health：The expert patient : a new approach to chronic disease management for the twenty-first century. 2001.
*4　日本糖尿病学会編：糖尿病療養指導の手びき　改定第4版：南江堂. p9-10. 2012.
*5　World Health Organization：Innovative Care for Chronic Conditions. Building Blocks for Action. 2002.

22 の論点

1　現代の慢性疾患には 2 つの特徴がある
2　自分らしい生き方は自分だけではわからない
3　従来の患者教育手法ではなく、患者さんをエンパワーメントするパートナシップが大切

　圓増氏は、予防が目的となることと患者側の治療参加が不可欠な点が、慢性疾患の特徴だと説明します。ただ病気の実感がなかったり治療が日常生活への支障になったりする時には、患者側のコミットメントは容易ではありません。そこで、氏は患者さんが自分らしく生きるためには、関係者とよく相談して医療の受け方と人生の送り方を決め、家族や地域、医療専門職が個人を支援して自己管理を助けることが必須だと説きます。社会の高齢化で慢性疾患が増え続け、病状コントロールの困難さが指摘される昨今、氏の構想は非常に大切でしょう。

　なんの症状もない人が健診で検査値が正常から外れているだけで、「病気だ」と言われても驚くでしょう。検査値が異常で将来合併症が起きる可能性があるので薬を飲みましょうといわれますが、本当にそうなるかは誰にもわかりません。医療界をみても病気の診断基準がころころ変わったり、団体によっていうことが違ったりしています。正常とか異常とか健康とか病気、病者とか患者など、定義が難しい場合けっこうあるのではないでしょうか。「予備軍」とか「境界型」等の表現もありますが、実際それらに対する予防的介入が変化をもたらしたのか判定が難しいところもあります。もちろん私は慢性疾患に対する予防や治療は大切だと思い、諸ガイドラインに従った診療行為と情報提供を行っていますが、こんなことも考えていますし、患者さんとも時には率直に話し合います。

　さて、圓増氏のプランがうまく行くためには、医療専門職が適切な態度を持つこと、患者さんが聞く耳を持っていること、家族関係が良好なこと、地域社会に支援する余裕があること等が大切な前提になるとも思いました。

23

さまざまな局面で患者本人の意思と違う家族の意向をどう扱ったらよいのか？

患者本人の幸福と家族の幸福

板井孝壱郎

宮崎大学大学院医学獣医学総合研究科 生命・医療倫理学分野　教授
宮崎大学医学部附属病院中央診療部門臨床倫理部　部長（併任）

臨床現場では、患者さんご本人と家族のご意向が一致するとは限らない場面に遭遇する。とはいえ、そのご家族は、誰よりも患者さん自身の「幸福」を願って（≒患者さんのためを思えばこそ）、つまり「悪意」からではなく、「善意」から患者さんご自身のご意向とは「異なること」を主張されていることも少なくない。

　しかしながら、いくら「善意」からであったとしても、その「善意」が独り歩きしたものであれば、ことわざにもあるように「小さな親切、大きなお世話」であり、思いやりではなく「思い込み」として「独善」のそしりをまぬかれないであろう。また、その家族のご意向が、本当に患者さんにとって倫理的に「正しいこと（＝正義）」であるかと問われれば、首をタテに振ることは難しい場面も少なくない。

　ただ、こうした議論は「抽象概念」でいくら論じてみたところで、例えば患者さん自身のご意向と異なっているとはいえ、家族の「内面的な良心から発する善意である」という点から見れば、それはそれで倫理的に「絶対悪だ」ともいえないし、とはいえやはり客観的に見ると患者さん自身にとって「最善ではない」といえるなら、倫理的に「正しい」ともいえない…という具合に、堂々巡りになってしまうだけである。

　そこで、これまで私が臨床倫理コンサルテーション業務で受けてきた「さまざまな局面」の中から、具体的な事例を1つ、ピックアップして論じてみたい。

ナースの倫理相談

　それは数年前のある日、がん診療に携わっているナースからの倫理相談だった。彼女は私にPHS越しに次のように話してくれた。

　「患者さん（70代男性）とご家族（50代の長男と40代の長女）同席の下に、詳しい病状説明の日程調整の相談をさせていただこうと訪室し

たら、ご家族から『ちょっといいですか』といわれて、病室から少し離れたところで『看護師さん、父の検査結果はがんだったんでしょ？ そういうことも含めて、父には詳しいことは何もいわないでほしいんです。説明は私たちだけで聞きますから、先生にもそう伝えてください』といわれてしまったんですが、どうすればいいんでしょうか？」

そのナースは、さらにこう続けた。

「もちろん、私はナースですので、患者さんの『知る権利』を権利擁護者（アドボケイト）として守らないといけないことは理解していますから、"患者さんが自分のことを知りたいと思っている気持ちを代弁"して差し上げたり、"今後患者さんが治療を継続しながらがんという病気とともに生きるためには、自分が置かれている状況を知ることはとても大切なこと"や、"もし患者さんに説明されない場合、患者−家族間、患者−医療者間の信頼関係が損なわれること"が予測され、"患者さんは孤独になってしまうこと"をご家族にお伝えしました。それでも『本人には話さないで』とかたくなにおっしゃるんです。どうしたらいいのでしょうか？」

こういう相談を受けるたびに、私は「ああ、ナースは本当に一生懸命、患者さんの立場に立とうとして、患者さんの『権利』を守ろうとして必死に頑張っているんだなぁ…」と心から尊敬の念を抱くとともに、「あまりにも一生懸命すぎて身体的に、おそらくは精神的にも疲弊してしまっているんじゃないだろうか」と心配になる。そしてまさに身体的にも精神的にもいっぱいになってしまっているがために、「患者を守ること」にだけ視点が向けられているのかもしれないと危惧を感じる。

つまり「患者の幸福」だけを見て「家族の幸福」が見えなくなり、「患者を守ること」だけが「正義」だという「思い込み」に近い、悪意のない「独り歩きした善意による悲劇」である。

何が「悲劇」を引き起こしているのか？

　ナースが伝えた「3つの具体的なメッセージ」を詳しく見てみよう。
　①"患者さんが自分のことを知りたいと思っている気持ちを代弁した"こと
　②"今後患者さんが治療を継続しながらがんという病気とともに生きるためには、自分が置かれている状況を知ることはとても大切である"こと
　③"もし患者さんに説明されない場合、患者－家族間、患者－医療者間の信頼関係が損なわれることが予測され、患者さんは孤独になってしまう"こと
　もちろん、上記3つのアプローチが客観的正義として「間違っている」といいたいのではない。いずれも、患者の「最善」を考えた場合、一つとして「間違ってはいない」。正確に表現するなら、「あまり適切（適正）ではない」というべきだろう。1つひとつ見ていこう。
　まず①について。「間違い」ではないけれども、「あまり適切ではない」としたのは、この言葉がけをする大前提として、「本当に患者さん自身が自分のことを知りたいと思っているかどうか」について、しっかりとした根拠を確認していることが必要だからである。
　例えば、ご家族に対して「患者さん自身は、ご自分の病気のことを知りたいと思っておられるはずですよ」と「代弁」した時に、ご家族から「本当に本人が『知りたい』っていったんですか？」と問い返されたなら、自信を持って医療者側が「はい、昨日お部屋に伺った時に、看護スタッフに『私、本当はがんなの？』って質問されていましたから」と明確にお答えできなくてはならない。
　もしもナースが「思いやり」から何の根拠もなく、「きっと知りたいと思っているはず」という憶測だけで「知りたいと思っている気持ちを

代弁しました」というのであれば、それは「思いやり」ではなく「思い込み」になってしまう。

さらにその「思い込み」は、倫理的には悪意など微塵もなく「善意」から発したものであっても、「私だったら知りたいから」という考えからだったとするなら、「独善（独り善がり）」となる。

それは「共感（＝本当の患者さんのお気持ちは何なのだろうかと、その根拠をきちんと探り出そうとし、患者さんの想いに「近づこう」とする姿勢）」ではなく、単なる「同情（＝悪意はないけれど、「私だったらこうしてほしい」という自己中心的な価値観に基づく独断的な姿勢）」でしかない。また、患者さん自身が「知りたくない」と思っているのに「無理やり言い聞かせるような事態」になれば、「看護者の倫理綱領条文4の解説」に記してあるように、「知らないでいる権利（知らされないでいる権利）」の侵害にもなりかねない。

次の②について、確かに一般論としては、"今後患者さんが治療を継続しながらがんという病気とともに生きるためには、自分が置かれている状況を知ることはとても大切なこと"であるし、それ自体は決して「間違い」ではない。しかし、こうした時にも重要なことは、目の前の患者さん自身が「知りたい」というお気持ちになっておられるのだということを、ご家族に対しきちんと根拠を持ってお伝えできるかどうかである。

できれば「言葉で医療者が伝える」だけでなく、ご家族自身もそのことを「感じているかどうか」が大切である。ご家族が病室にお見舞いに訪れた際、病室の中で「何をいってあげていいのかわからない空気」や、患者さん本人が「何か言いたそうな、何か知りたそうな雰囲気」を感じていたりすることもある。そうした際には医療者側からは、次のような言葉をかけてみるとよいだろう。

「ご家族の皆さんも、ご本人さんのお部屋にいかれた時、そういう雰囲気を感じたりしていませんか？」

「ご家族の皆さんからも、なんといってあげればいいのか、わからなくて困ってしまったりすることはありませんか？」

　もし最初から、「今後患者さんが治療を継続しながらがんという病気とともに生きるためには、自分が置かれている状況を知ることはとても大切なことですよ」とお伝えするばかりであるなら、ご家族の立場に立ってみると、まるで医療者から「ご家族は、素人だからおわかりにならないのでしょうけど、こうしたことはがん看護の専門的知識のある医療者からすれば常識なんですよ。どうしてこういう大切なことがわからないんですか」といわれているかのような「誤解」を与えるかもしれない。

　決してそんな言葉を使ってはいないのに、非言語的レベルでは、まるで「"知的腕力"でねじ伏せられようとしている」という感覚になってしまう可能性が高い。

　同じことが③についてもいえる。

　一般論としてがん看護の理論からすれば、"もし患者さん本人に説明しない場合、患者－家族間、患者－医療者間の信頼関係が損なわれることが予測され、患者さんは孤独になってしまうこと"は、理論的根拠に基づいた重要な将来予測である。

　しかし、このことを何度もご家族に伝えれば伝えるほど（看護スタッフにはそういう意図はないにしても）、ご家族の立場にしてみれば、まるで「あなたたち家族が、本人にきちんと説明することに同意してくれないから、その結果、患者さん本人とご家族との信頼関係が壊れるばかりか、私たち医療者と患者さんとの信頼関係も損なわれてしまうのですよ。やがて患者さんは『なんだか私だけ、誰も本当のことをいってくれなくて、のけものにされてるみたい…』と、独り置き去りにされたみたいな寂しさを感じるようになるとこんなにいってるのに、どうしてわかってくれないのかしら。本当にやっかいな家族よね」といったように、

非言語的レベルでは、自分たち家族のことを責められているように感じてしまうかもしれない。

正義を可能にする道

　では、どのような言葉がけでご家族にアプローチすればよいのか？
　相談してくれたナースの「3つの具体的な言葉がけ」のうち、①については上述したように、「患者さんご本人が知りたい、というメッセージを言語的、もしくは非言語的には発信されているかどうか」を、しっかり医療者が確認していれば「適切な（≒適正＝正義に適っている）」アプローチといえる。
　②と③については、例えば次のようにしてみてはどうだろうか？
　「今後患者さんが治療を継続しながらがんという病気とともに生きるためには、自分が置かれている状況を知ることはとても大切なことであると一般的にはいわれているのですが、そうはいわれてもやはりご家族としては、ご本人さんにはお伝えしてほしくない、というお気持ちなんですね」と。
　まずは、ご家族が伝えたくないという気持ちであることに関して共感的に「そう思われるのは、無理もないことです」と受け止めて差し上げるほうがよい。
　その上で、「それでもお伝えしてほしくないお気持ちには、いろんな想いがおありかと思いますが、もし差し支えなければ、そのことについてお話いただけませんか？」であるとか、あるいは「ご家族として、ご本人にいちばんお伝えしてほしくないことはございますか？」と、「なぜ伝えたくないのか」に関するさらなる情報と、その根底にある想いを傾聴するように再度アプローチすることを推奨する。
　患者さん自身の「知りたい」というメッセージがきちんと確認された

上でならば、先述の③のように"もし患者さんに説明されない場合、患者－家族間、患者－医療者間の信頼関係が損なわれることが予測され、患者さんは孤独になってしまうこと"は十分に根拠のあることなのだから、「何も答えてもらえない」状態や、言語的には周囲からいくら「大丈夫ですよ」といわれても、病態の進行によって患者さん自身が「何かおかしい」と感じ始めている状況では、周囲との非言語的な「溝」（家族をはじめ、周囲の人たちが「腫れ物を触る」ような雰囲気になってきている等）が深まる一方である。

　それがかえってご本人の精神的な不安感を強め、うつ状態を増悪させる可能性が高いことを、主治医はじめ医療ケアチームで検討し、「聞かれた時に（いつ）、聞かれたことを（何を）、聞かれたひと（誰）からお答えする」ことが大切であると、ご家族にお話することが望ましい。

　その際も、ご家族が心配なさっていること（例えば「一度にすべて無理やり告げられて、本人がショックを受けるのではないか」という不安等）に、下記のように応えていくことが重要である。

　「1つひとつ、患者さんが知りたい、とおっしゃったことにだけお応えさせていただきますので、ご本人が知りたくなかったことまで、一度にすべて、無理やりお話するようなことは致しませんから、どうかその点はご安心ください」

　ご家族が「なぜ伝えたくないのか」に関するさらなる情報と、その根底にある想いを傾聴するようにアプローチすること。それこそが「患者本人の幸福」と「家族の幸福」の両者を大切する「正義（≒適正さ）」を可能にする道であると私は信じている。

23 の論点

1 患者とその家族の意向が一致するとは限らない
2 この種の問題は抽象的に論じるだけでは不十分である
3 患者の幸福だけでなく、家族の幸福にも配慮する必要がある

　板井氏はがん患者への細かい病状説明にその家族が反対するケースを取りあげ、医療専門職の姿勢に対する分析と家族への実践的アプローチを提示しています。実際の現場で同様の場面に直面した時、ここで書かれていることは大変参考になるでしょう。氏がいうように、目の前の人々の感情や思いを完全に無視して、抽象的原則論だけで方針を決めるのは適切ではありません。

　今回はナースが家族の要求で悩んでいますが、医師の存在がありません。患者への説明の最終責任者は主治医になるのでその見解は大切でしょう。まずナースと医師がしっかり相談することが大切で、それができない環境が存在するのであれば、早急な是正が必要となります。氏が述べているように、なぜ家族が本人への説明を拒んでいるのかをはっきりさせる必要があるのは論を待ちません。しかし、インフォームド・コンセント取得は大原則ですから、よほどの理由がない限り例外的対応をしてはいけないでしょう。

　私は自分の家族をとても大切に思います。しかし現実的には別個の個体であり、それぞれが社会の中で他の人間関係も持ちますから、家族間の利害対立は少なくないでしょう。残念ながら、私は純粋な善意の存在を信じません。無私の愛も存在しないでしょう。世の中で「家族が和解してハッピーエンド」という物語が繰り返しつくられ、語られますが、それが夢であり非現実であるからこそだと思います。

　最後に、今回のケースは本当の意味では患者と家族の意向は直接的には対立していません。前者の意向は不明だからです。両者が治療方針について真っ向から対立した場合は、さらに難しい問題が生じると思いますが、大原則は患者の意向優先なのです。

24

医療現場でのプラセボ使用で患者を欺くことは、場合によっては許されるのか？

プラセボ使用の倫理的考察

三浦靖彦
東京慈恵会医科大学附属柏病院総合診療部　部長

偽薬（プラセボ）について

　偽薬（以下、プラセボ）とは、「薬理学的活性を持たない薬」を意味する。一般的には、新薬開発などの臨床試験において、実薬に対する対照として使用されるが、世界医師会によるヘルシンキ宣言[*1]：人間を対象とする医学研究の倫理的原則の第33項の中で、慎重に使用することが求められている。
　我が国においても、厚生労働省のガイドライン「医薬品の臨床試験の実施の基準に関する省令」[*2]にしたがって倫理委員会の審査を受けた上で被験者からインフォームド・コンセントを得て使用されている。本稿では、おもに臨床場面で用いられるプラセボについて触れることとする。

臨床場面におけるプラセボ使用

　プラセボの臨床場面での使用に関しては、不活性プラセボ（Pure Placebo）と、不純なプラセボ（Impure Placebo）の2種類に分類される。不活性プラセボとは、薬理学的、生化学的になんの作用も持たない物質を、精神・心理学的効果を狙って投与する場合を指す。不活性プラセボの例としては、乳糖や生理食塩水を、睡眠薬や鎮痛剤の代わりとして投与することなどがあげられ、1980年代以前の臨床場面では、よく見かける光景であった。
　近年、不活性プラセボの使用が減っていると感ずるが、その理由としては、睡眠薬、麻薬使用を含む鎮痛療法の進歩、ペインクリニックの普及、高齢者医療におけるタクティールケア、ユマニチュード®に代表される認知症患者に対する各種取り組み、薬物療法の進歩、医療界全体の倫理観の向上などが関与しているのではないだろうか。
　一方、不純なプラセボとは、患者の現在の症状に合致しない医薬品を

投与することを指す。風邪症候群のようなウィルス性疾患への抗生物質投与、元気を出すためのビタミン注射などがあげられるが、現在の臨床場面や市井においても、まだ見かけることが多いのではないだろうか。

臨床場面におけるプラセボ使用についての倫理的考察

　臨床倫理の4原則（自律尊重、無危害、善行、正義[*3]）に照らすと、臨床場面におけるプラセボの使用については、まず「患者にプラセボの使用を知らせないで投与する」ことは、自律尊重の原則に反すると同時に、患者を欺くことで正義の原則にも反するという見解が得られる。

　自律尊重の原則に則れば、患者に対してプラセボを使用する場合もあるとのインフォームド・コンセントを得た上で使用する必要があり、それでは十分にプラセボの効果は得られないと敬遠されるかもしれない。また、認知症など、自己決定できない患者に対しての使用の際にも、代諾者からの了承が必要となるであろう。

　一方、「実薬の場合は効果も期待できるが、長期使用による依存や副作用の問題もある。プラセボであれば、それらの心配はないし、この患者にとっては、ある程度の効果が得られる」という確信のもとに使用する場面では、無危害の原則および善行の原則に則っていると主張できるかもしれない。そして、副作用がほとんどなく、効果もある程度期待できる、安価な治療を行うことは医療資源の節約にも通じるとして、正義の原則も成立するかもしれない。

　臨床場面におけるプラセボ使用について、世界医師会によるリスボン宣言[*4]や、日本医師会の倫理指針[*5]に照らせば、患者の許諾を得ないで投与することは「患者を欺くこと」になり、倫理的な問題が残る。米国医師会は、2008年の倫理綱領の中で、[*6]「臨床現場で患者が知ることなしにプラセボを使用することは、信頼を壊し、患者-医師関係を危険にさらし、

患者に害をもたらす可能性がある。患者がプラセボの使用を知り、同意した時のみ、診断や治療のためにプラセボを使用することができる」と表明している。

プラセボ使用についての論文的考察

プラセボ使用についての科学的研究として、プラセボによる鎮痛効果は、脳内エンドルフィンの放出によるものだとする論文[7]、パーキンソン病に対してプラセボを投与することにより、ドーパミンが放出されるとする論文[8]など、一定の効果を認めるとする報告も散見される一方で、プラセボ効果と考えられていた現象は、自然経過ないしはばらつきの産物であるとした論文も存在する[9]。

我が国におけるプラセボ使用についての実地調査は非常に少ない。2010年の小松らの研究[10]によると、全国1297施設からのアンケート調査で、過去1年間にプラセボを使用した病院は、全国（300床以上）で22.4%、都内20〜299床の病院で59.0%であったと報告されている。かつ、医師による説明なしでプラセボ使用が各々53.4%・45.7%、患者の同意なしでプラセボ使用が66.1%・52.8%と報告されている。筆者の実感以上に多くの施設で実施されていることに驚愕を覚えた次第である。

患者に真実を伝えないということ

プラセボの使用以外で、患者に真実を伝えない場面とは、代表的な例として、「悪性疾患末期である患者に、悪性疾患であることを告知しない場面」が想定される。近年、緩和ケアの普及により、このような場面は減少していると思われるが、それでも家族から、年老いた患者に真実を伝えないでほしいという依頼を受けることは経験する。

しかし、患者が認知症を併発していない限り、人生の最終段階になって「なぜこんなに具合が悪いのか？　悪性疾患でないはずなのに、なぜ治療効果が表れないのか？」と疑問を持つ患者に問い詰められたり、最終的に悪性疾患であることがわかった時に「やり残したこともあったのに、なぜもっと早く教えてくれなかったのか？」などといわれることもあるだろう。患者のためを思った家族にも、後に心の傷が残ることが考えられる。

　また、このような嘘で塗り固めた治療を押し通すことは、医療スタッフの心理面にも悪影響を及ぼすものであり「よりよい医療者・患者関係」を構築するためには、温かい心に裏打ちされた真実告知と共同作業によるアドバンス・ケア・プランニングが求められる。

【文献】
*1　世界医師会（日本医師会訳）：ヘルシンキ宣言　人間を対象とする医学研究の倫理的原則．http://www.med.or.jp/wma/helsinki.html
*2　厚生労働省：医薬品の臨床試験の実施の基準に関する省令．http://law.e-gov.go.jp/htmldata/H09/H09F03601000028.html
*3　水野俊哉：医療倫理の四原則．赤林朗編　入門・医療倫理Ⅰ．p.53-68．勁草書房．2005．
*4　世界医師会（日本医師会訳）：患者の権利に関するWMAリスボン宣言．http://www.med.or.jp/wma/lisbon.html
*5　日本医師会：医師の職業倫理指針　改訂版．2008．http://dl.med.or.jp/dl-med/teireikaiken/20080910_1.pdf
*6　米国医師会：AMA's Code of Medical Ethics．http://www.ama-assn.org/ama/pub/physician-resources/medical-ethics/code-medical-ethics.page
*7　Amanzio Martina, Polio Antonella, Maggi Guiliano and Benedetti Fabrizio：Response Variability to Analgesics . A Role for Non-specific Activation of Endogenous Opioids. Pain . 90(3). p. 205-215. 2001.
*8　de la Fuente-Fernandez, Raul Ruth, Thomas J, Sossi Vesna et al：Expectation and Dopamine Release. Mechanism of the Placebo Effect in Parkinson's Disease. Science. 293(5532). p.1164-1165. 2001.
*9　Hrobjartsson, Asbjorn and Gotzsche Peter C：Is the Placebo Powerless? An Analysis of Clinical Trials Comparing Placebo with No Treatment. New England Journal of Medicine. 344(21) . p.1594-1602. 2001.
*10　小松明・田中美穂：臨床診察におけるプラシーボ使用の現状　―病院の病棟看護責任者に対する全国アンケート調査―．生命倫理．20(1)．p. 194-208．2010．

24 の論点

1 プラセボには不活性プラセボと、不純なプラセボの 2 種類がある
2 プラセボの臨床使用には倫理的な問題が残る
3 事実の隠蔽よりも、温かい心に裏打ちされた真実告知と共同作業によるアドバンス・ケア・プランニングが望ましい

　三浦氏は臨床現場でのプラセボ使用について、最近の動向、倫理原則を用いた規範的分析、科学的エビデンス、実証研究の結果を取り上げつつ紹介し、「患者に真実を伝えないこと」に関する議論を展開しています。そして倫理、患者さんの疑惑および医療専門職の心理等を勘案し、欺瞞より思いやりある協働に裏打ちされた真実共有が望ましいと結論しました。私も同感です。三浦氏も驚いているとおり巷ではかなり使われているようですが。

　プラセボの臨床使用の是非については、文献を参考にしてポイントとなる概念を少しだけ見てみましょう[*1]。すでに既出ですがルーチンという概念がありますが、ルーチンだからという理由はまったく不十分でしょう。一貫性はどうでしょうか。プラセボを使用する医療専門職はインフォームド・コンセントに反対していることになりますね。自分に本当のことを言わない医療専門職を信頼できるでしょうか。きわめて疑問ですね。

　社会に開かれた形で臨床的プラセボ投与の教育や使用ガイドラインが作成できるでしょうか。「ああいう患者がそういう状態のときにはこうやってだましましょう」などという指針が作成できるはずはありません。例外的限定的な使用は許容できる状況があるかもしれませんが、慢性頭痛や年余にわたる不眠、不安症にエンドレスに投与するのでしょうか。

　ちゃんとした薬がある場合、なぜ自分は偽薬を使おうとするのか、不純な動機や偏見がないかよく考えないといけないですね。自己利益や差別感情はないでしょうか。医療の限界を認めることも大切でしょう。治療法がない症状だってあるのです。最後に「もしあなたが患者の立場だったらだましてほしいですか？」。大切な自問です。

[*1] Atsushi Asai, Yasuhiro Kadooka : Reexamination of the ethics of placebo use in clinical practice. Bioethics. 27. p.186-193.2013.

あとがき

　「あとがき」とはいっても、これは「あとがきのあとがき」にあたるようなものだと思う。というのも、この本の構成はすでに各論で浅井氏によるコメントが付けられているからだ。これ以上に、各執筆者の論について何かを付け足すようなことは、屋上屋を架すようなことだろう。ということで、「あとがきのあとがき」としては、本書のテーマでもある「自由」や「自分の頭で考える」ということについて、少し付け足しをして締めくくろうと思う。

　西洋の哲学者にイマニュエル・カントという人がいる。彼が書いたもののうち、ごくごく短い論考に『啓蒙とは何か』（岩波文庫所収）というものがある。おおよそ「自分で考える」ということについて論じているものだ。
　「自分で考える」ということに、二種類あると彼は言う。「私的に考える」ということと「公的に考える」ということの二つである。ここで、彼が言う「私的」と「公的」の区別は、今の私たちが思い浮かべる区別と少し異なる。例えば、医療現場などで「〇〇病院の看護師として」という自分の職場でのポジションに立って考える時を「私的」といい、単なる「私個人として」考える時を「公的」という。今では、どちらかといえば、前者の「〇〇病院の看護師として」何をするべきかを考えることが「公的」で、「私個人として」何をするべきかを考えることが「私的」ということになるのではないかと思う。もっとも、「私個人として」と言っても、「晩に何を食べようか」といった本当に個人的なことを考えることを意味しているのではない。「どういう立場で考えるか」という意味での「私個人として」という意味である。
　カントは200年ほど前のドイツの人であり、今の医療現場などを例

に考えたわけではないが、しかし、彼の「自分で考える」ことの区別は、現在の私たちの生き方や仕事の仕方を考える上で参考になるところがあるように思う。カント自身は軍隊などを例にあげていて、軍人が実際に軍務につきながら何をするべきか、どのように行動するべきか考えることを「私的」な思考といい、軍務から離れ「個人」として本当はどうするべきなのか、改めて考えることを「公的」な思考という。軍隊とは、あくまである国の軍隊であって、また別の国の軍隊と場合によっては戦争をすることを想定されている組織である。そのため、ある人が自分の所属する軍隊のためになされる思考や行動は自国にとっては利益になることだとしても、相対する国家にとっては害となるものである。このようにある組織に属し、その組織の一員として考え、行動すること、つまりある組織の利益を優先しての思考や行動を「私的」なものとカントは言っているのだ。確かに、組織の一員としての思考や行動は、その組織に属していない人から見たら、関係がない、あるいは場合によっては相対立する結果を招くかもしれないものだ。だから「私的」である。

　だが、本当はどうするべきだったのか、上司から指示があって、また色々な制約があって、職場ではあのように行動したけども、それは本当にいいことだったのか、正しいことだったのか、職務を離れて「私」として考えること。組織の利害や人間関係や決まり事などから距離を置いて改めて考えること。それは実際の現場では、自分の考えどおりに行動することも、またおよそ時間的な制約のため考えることすらも難しいけれども、それでも人には「私」として考える自由があり、かつそれは使命でさえあるという。カントはそのように「私」として考え、そして少しずつでも「私」として考えたことに行動を近づけていくことが、人類全体のためになるという。だから「公的」だ。

　もちろん「私的」に考えることも大切であって、業務を遅滞なく、正確にこなしていくためにもおろそかにするべきものでは決してない。し

かし、「私的」な思考や行動だけでは、いつの間にか業務のルーチン化に巻きこまれ、時に大きな悪に気づかぬうちに加担してしまう場合もあるかもしれない。日々の業務の忙しい中、改めて「私」としてあれこれ考える、ということは困難なこと、わずらわしいことではあるだろう。しかし、そのような「私」の思考をなんとか保つこと、それこそが「私」の自由の実践なのではないだろうか。

　人類のため、というと大げさに過ぎるかもしれないが、この本はそういった「公的」に考える試みの一つ、だと考えている。浅井氏が『序』で記述しているように、「人を自由にする学問」であるリベラルアーツとして。この書籍が読者のみなさんの「私」としての「公的な」思考の一助となれば、関わったものとしてこの上ない幸いである。

　最後に、一つ。このような公的な思考を始めること、「私」一人の責任で考えるということには勇気がいることだと思う。まして、そのような場をつくり、多くの人を誘い、また読者に投げかけるということを企画し実践することもこの上ない勇気であると思う。このような勇気ある試みに私たちを誘った日本看護協会出版会の青野昌幸氏に感謝と敬意を表する。

（大北全俊）

少子超高齢社会の「幸福」と「正義」
倫理的に考える「医療の論点」

2016年3月25日　第1版第1刷発行　　　　　　　　　　　　　　　〈検印省略〉

編者 ─── 浅井 篤・大北全俊

発行 ─── 株式会社 日本看護協会出版会

〒150-0001 東京都渋谷区神宮前5-8-2　日本看護協会ビル4階
〈注文・問合せ/書店窓口〉TEL/0436-23-3271　FAX/0436-23-3272
〈編集〉TEL/03-5319-7171
http://www.jnapc.co.jp

印刷 ─── 株式会社 教文堂

本書の一部または全部を許可なく複写・複製することは著作権・出版権の侵害になりますのでご注意ください。

ⓒ2016 Printed in Japan　　　　　　　　　　　　　ISBN 978-4-8180-1935-5